发扬中医特色

传承膏方精华

连建伟

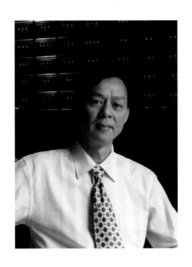

　　祝光礼　中西医结合主任医师，浙江中医药大学博士研究生导师，浙江省名中医，第五批全国老中医药专家学术经验继承工作指导老师，杭州市中医院心血管病科学科带头人。1990 年毕业于南京中医学院（现南京中医药大学），获中西医结合内科学硕士学位。2001 年至美国罗马琳达大学医学中心进修学习。从事中西医结合内科临床、教学、科研工作近五十载，做出了相当突出的贡献。中西医基础理论扎实，并能很好地应用理论指导临床实践，尤其在治疗高血压、冠心病、心力衰竭、心律失常等心血管疾病方面有独到之处。

　　兼任中国中西医结合学会心血管病专业委员会委员、中华中医药学会急诊分会胸痹专业委员会常务委员、中华中医药学会内科分会心病专业委员会委员、浙江省中西医结合学会心血管病专业委员会主任委员、浙江省中西医结合学会保健与康复专业委员会副主任委员、杭州市医学会心血管病学分会副主任委员等。主持省市级课题 10 余项，发表学术论文 70 余篇。获浙江省中医药科学技术奖、杭州市医药卫生科技创新奖、江浙沪中西医结合学会工作贡献奖等多项。获"浙江省医疗卫生系统优秀共产党员""浙江省干部保健工作先进个人""浙江省中西医结合学会先进个人""浙江省医院管理学会大医精诚先进个人""全国中医药系统创先争优活动先进个人"等称号。

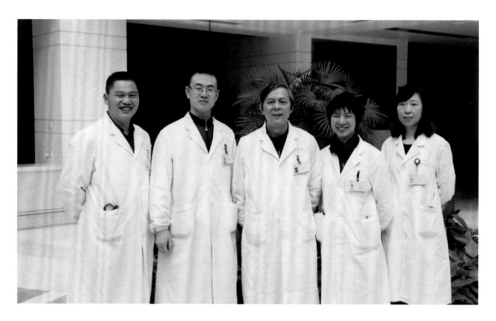

2013 年 2 月 28 日，祝光礼名中医工作室成员合影（从左至右）：郑文龙、
赫小龙、祝光礼、陈启兰、刘昭

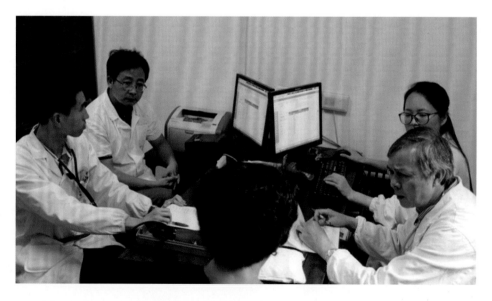

2016 年 6 月 4 日，出诊带教（从左至右）：陈靖宇、徐国胜、祝光礼、祝丹

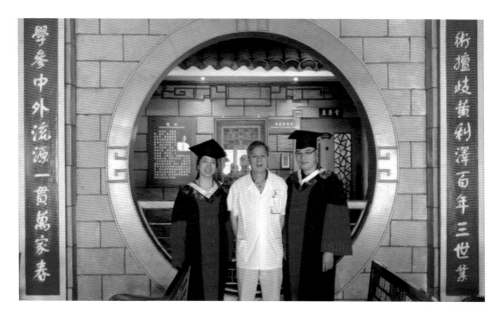

2016 年 6 月 23 日，中医师承博士毕业合影（从左至右）：陈启兰、祝光礼、郑文龙

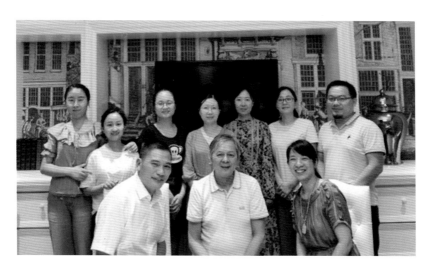

2019 年 9 月 10 日，师生合影（从左至右）

第一排：郑文龙、祝光礼、陈启兰

第二排：李梦茜、王丽晴、祝丹、魏丽萍、刘昭、周凡、应飞

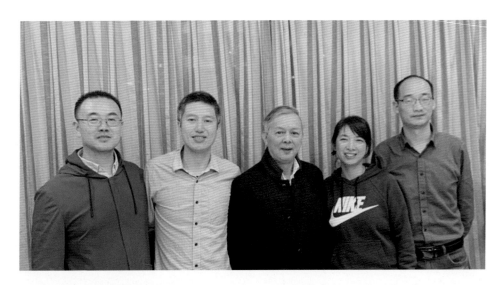

2019 年 11 月 6 日，师生合影（从左至右）：赫小龙、王春林、祝光礼、陈启兰、刘宏飞

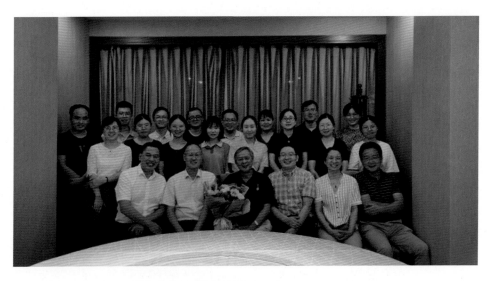

2021 年 9 月 9 日，师生合影（从左到右）

第一排：郑文龙、王剑锋、祝光礼、陈铁龙、陈启兰、徐国胜

第二排：张辉、焦红娟、季超霞、汪健、冯涵、周凡、魏丽萍、金如意

第三排：胡勋、黄飞、张杰、应飞、叶赛球、宋建平、姚丽莉

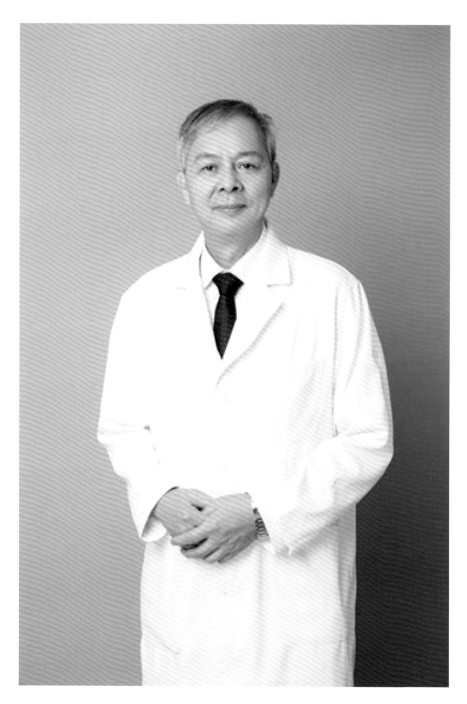

2021 年 9 月 7 日，祝光礼教授工作照

杭 州 市 中 医 院
浙江中医药大学附属广兴医院

膏 滋 方 专 用 处 方

No.0008074

姓名  女 年龄 73 单位或家庭地址

服 剂　医师签名　〔签名〕　2018年 12月 12日

膏方原件

德清县中医院膏方处方笺

姓名：[redacted]　性别 女　年龄：80　日期：2014年11月[illegible]日

地址：　联系电话：[redacted]　临床诊断：[illegible]

四诊：[illegible]

辩证分析：[illegible]

治　法：

方　药：[illegible]

阿胶（东阿、东滕）250　黄酒 500　炒芝麻 250

龟甲胶 250　冰糖 250　炒核桃 250

鹿角胶　蜂蜜　桂圆肉

鳖甲胶　木糖醇

别直参（阳德20）

西洋参 60

剂型：（膏）

医　生：[illegible]

膏方复印件

祝光礼膏方

诊治心血管病及杂病辑要

祝光礼　主审

陈启兰　主编

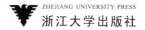

ZHEJIANG UNIVERSITY PRESS
浙江大学出版社

《祝光礼膏方诊治心血管病及杂病辑要》
编委会

主　审：祝光礼

主　编：陈启兰

副主编：周　凡　徐国胜　魏丽萍　刘智勇　郑文龙

编　委：（按姓氏拼音顺序排列）

陈启兰　陈铁龙　赫小龙　李梦茜　刘　昭

刘智勇　闪书华　魏丽萍　徐国胜　应　飞

郑文龙　周　凡　祝　丹

序

　　博大精深的中医药学起源于人类的生产和生活实践，其继承和发展也与中国传统文化的教育方式一脉相承，其传承始于家传或师徒传授，由学生拜师，跟师学习，直至出师悬壶行医。正是由于拜师学医，形影相随，耳濡目染，才能在言传身教中尽得医之真谛。所谓师承，即是医者之临证思维与诊疗技术的一脉相承，再经数代人的努力，遂逐渐形成独具特色之学术思想，可为中医学的发展做出更大贡献。

　　少年时期，祝光礼寻师学习古文；年未弱冠，师从钱塘名医杨少山学习中医；年过不惑，求学于硕士研究生导师顾景琰教授，学习中西医结合研究方法及顾景琰教授诊治冠心病、心力衰竭等疾病之经验；后得俞尚德教授悉心指点，掌握俞老倡导的"审病—辨证—治病"诊疗思维。此后仍不断深造，先后至中国医学科学院阜外医院、复旦大学附属中山医院进修；又远赴海外，至美国罗马琳达大学医学中心进修学习现代医学心血管专科诊疗。系统、深入学习中西医后，祝光礼创立杭州市中医院心血管病科，本着"继承不泥古，创新不离宗"的原则，精研医典，严谨治学，从医至今已近五十载，今以其渊博之学识、丰富之经验，付诸笔端，著成《祝光礼膏方诊治心血管病及杂病辑要》一书。

　　膏者，泽也，《正韵》《博雅》解释为"润泽"。近代名医秦伯未在《膏方大全》中指出，"膏方者，盖煎熬药汁成脂液，而所以营养五脏六腑之枯燥虚弱者也，故俗称膏滋药"。膏方多为冬至至立春期间服用，故又称"冬令膏方"。常见的心脑血管疾病包括高血压、冠心病、心律失常、心力衰竭、心脏神经症、睡眠障碍、椎基底动脉供血不足等，单纯应用中医药治疗心血管病仅适用于疾病较为轻浅的患者；如患者已明确需要严格规范控制血压、血脂、血糖，以及行冠心病二级预防、纠正心力衰竭、抗心律失常治疗等，则可以在规范应用西药，尤其在用药后仍有问题未解决时，辨证使用中药治疗。

对于病情相对平稳的患者，可予以冬令进补膏方治疗。

《祝光礼膏方诊治心血管病及杂病辑要》一书对祝光礼的学术思想、临证经验等进行了系统总结，汇于一集，内容涉及医学理论探讨、处方用药体会、临证点滴心得、中医发展思考等各个方面，皆为临证心得之言，不袭陈言，不人云亦云。该书不仅对深入研究中医疗法和开展中西医结合诊疗的医务工作者有很高的参考价值，而且为继承、发展中医学和培养接班人提供了有益借鉴。

愿为医者、学者、患者推介，故乐而为之序。

翁维良

2021 年 11 月 19 日

前　言

　　《中国心血管健康与疾病报告2019》统计数据显示,中国心血管病患病率处于持续上升阶段,推算心血管病现患病人数3.30亿,其中脑卒中1300万,冠心病1100万,心力衰竭890万,下肢动脉疾病4530万,高血压2.45亿。近几年来,心脑血管疾病住院总费用快速增加,年均增速远高于国内生产总值增速。由此,有必要对心血管病患者进行全面的危险程度评估,并综合分析危险因素、靶器官损害以及临床情况,然后根据结果选择个性化的治疗方案,合理应用相关药物。祝光礼教授认为,单纯应用中药治疗心血管病仅适用于病情较轻且危险因素较少的患者;对于明确需要规范西医治疗的患者,则可以考虑中西医结合治疗。中医治疗的一个原则就是辨证论治,同时参照西药应用情况。

　　近代名医秦伯未在《膏方大全》中指出,"膏方者,盖煎熬药汁成脂液,而所以营养五脏六腑之枯燥虚弱者也,故俗称膏滋药"。膏方(膏滋药)是中药传统剂型之一,药性滋润,浓度高、体积小、易保存、服用方便。膏方具有以下功效:①滋润补益,长于冬令进补;②久服无弊,善疗慢性疾患;③以人为本,体现个体差异;④防治结合,体现治未病思想。冬季是心脑血管疾病的高发季节。据调查,冬季因心脑血管疾病发病而住院的人数比其他季节增加2倍左右。因此,加强对心脑血管疾病的综合防治显得尤为重要。

　　临床上,心脑血管疾病以高血压最为常见,且多为首发疾病,常伴有高脂血症、高血糖、动脉硬化等;其次为冠心病、脑梗死、心律失常、心力衰竭等。心脑血管疾病的病程较长,病机较为复杂,发病多与禀赋不足、年老体衰、饮食失节、情志不遂、劳逸失度等因素导致脏腑气机失调、气血阴阳失衡有关。其病机特点是久病多虚、久病及肾、久病入络、久病致郁、久郁生痰等。正是由于膏方具有明显的滋补特点,补养兼治疗,在治病纠偏、改善体质方面有着独特的功用,所以对心脑血管疾病中因病致虚、因虚致病的慢性疾病的防治及调养有着显著的疗效。

祝光礼教授从事中西医结合内科临床工作近50年，每到冬令进补之际，膏方处方量年年上升，且疗效反馈确切。祝师认为，中医膏方治疗心脑血管疾病有以下长处：①中药复方有一定的降压、降脂、强心、通脉等效果；②在使用中药获得一定疗效的同时，还可以减少西药使用种类、剂量或数量；③能够消除或减轻西药产生的一些副作用；④消除或减轻合并症、并发症；⑤改善心脑血管疾病患者的临床症状和生活质量；⑥可以在一定程度上保护患者的靶器官，改善脏器功能。另外，部分呼吸系统疾病、消化系统疾病、妇科疾病患者，以及慢性疲劳综合征、亚健康状态、术后调理者等，亦是膏方的适用人群。对于此类人群，祝师开具膏方亦较多，且疗效十分显著。

我们对近年来祝师的学术思想、临证经验进行总结，编写了《祝光礼膏方诊治心血管病及杂病辑要》一书。本书从两个方面展开论述：一方面分别整理了高血压、冠心病、心律失常、心力衰竭、心脏神经症等心血管病的因机证治，阐述了祝师膏方诊治的学术特色和临证经验；另一方面论述了祝师诊治其他内科病症，如睡眠障碍、亚健康状态与慢性疲劳综合征、月经病、呼吸系统疾病、脾胃病、内分泌代谢性疾病、杂病，以及术后调护的学术经验和用药特点。本书适合深入研究中医疗法和开展中西医结合诊疗的医务工作者学习参考，也适合有志于继承、发展中医学的专业人士阅读。

由于时间和水平有限，书中难免存在疏漏、错误之处，恳请读者朋友们指正，以便再版时更正、补遗。

2021年10月18日

目 录

1 祝光礼名中医介绍 ··· 1

  1.1 学术思想与临证特色 ······································ 1

  1.2 祝光礼学术渊源 ·· 6

2 膏方概述 ··· 15

  2.1 膏方的概念及适用对象 ···································· 15

  2.2 膏方补肾填精之理论基础 ·································· 16

  2.3 膏方的功效和作用 ·· 20

  2.4 膏方的熬制方法及服用注意事项 ···························· 22

  2.5 膏方治疗心血管病的优势及顾虑 ···························· 23

3 高血压 ··· 27

  3.1 中医对高血压的认识 ······································ 27

  3.2 祝光礼论治高血压的主要学术特色 ·························· 33

  3.3 祝光礼运用膏方治疗高血压的理论依据与临证经验 ············ 38

  3.4 高血压膏方常用方选 ······································ 49

  3.5 膏方治疗高血压医案 ······································ 51

  3.6 滋补肝肾膏方治疗高血压肝肾阴虚证疗效及安全性的临床观察 55

4 心律失常 ··· 74

   4.1 中医对心律失常的认识 ·· 74

   4.2 祝光礼论治心律失常的主要学术特色 ·························· 77

   4.3 祝光礼运用膏方治疗心律失常的学术思想与临证经验 ········· 83

   4.4 膏方治疗心律失常医案 ·· 85

5 冠心病 ··· 89

   5.1 中医对冠心病的认识 ·· 89

   5.2 祝光礼论治冠心病的主要学术特色 ···························· 93

   5.3 祝光礼运用膏方治疗冠心病的理论依据 ························ 96

   5.4 膏方治疗冠心病医案 ·· 97

6 心力衰竭 ··· 104

   6.1 中医对心力衰竭的认识 ··· 104

   6.2 祝光礼论治心力衰竭的主要学术特色 ························· 108

   6.3 祝光礼治疗心力衰竭常用方剂 ································· 115

   6.4 膏方治疗心力衰竭医案 ··· 118

7 心脏神经症 ·· 126

8 其他内科病症 ··· 136

   8.1 睡眠障碍 ··· 136

   8.2 亚健康状态与慢性疲劳综合征 ································· 142

   8.3 月经病 ··· 149

   8.4 呼吸系统疾病 ··· 155

   8.5 脾胃病 ··· 165

8.6 内分泌代谢性疾病 ···176

8.7 术后调护 ··183

9 杂 病 ··189

9.1 颈椎病 ···189

9.2 过敏性皮炎 ···191

9.3 偏头痛 ···192

9.4 贫 血 ···193

9.5 蛋白尿 ···196

9.6 肾结石 ···197

9.7 暑 温 ···200

1 祝光礼名中医介绍

1.1 学术思想与临证特色

祝光礼教授长期从事心血管病的临床、科研及教学工作,在心血管疾病的防治方面逐渐形成了辨证与治病相结合的临证思路,并贯穿和渗透于整个临床诊治过程中[1-26]。其学术思想与临证特色可归纳为以下五个特点:①治学严谨,融会新知;②倡学术独立,重治病求本;③辨"证"治"病","证"与"病"合;④用药轻灵,"轻可去实";⑤如遇无"症"可辨,则强调整体调摄。

1.1.1 治学严谨,融会新知

心血管疾病多为慢性病、终身性疾病,其西医治疗方案一般经过大规模循证医学临床试验证实并形成指南,然后通过专科医生的继续教育而得以广泛应用于临床。随着社会的不断进步,若仅为验证中医药的疗效而拒绝使用西医的手段治疗心血管疾病,则是不现实的。当前西医在诊治心血管疾病方面具有一定的优势,而为了增强疗效,或减少西药种类和用量,或更好地改善症状,或减少或避免引起西药的不良反应,或综合调理,或逆转病变,或改善预后,许多患者仍求助于中医治疗。但是,在西医治疗的基础上,又如何评估中医药的疗效呢?经过长期的临证实践和观察总结,祝光礼教授发现中医药治疗心血管疾病,能够迅速改善患者症状,增强西医疗效,减少西药不良反应,逆转病变,从而达到改善预后、提高患者生活质量的目的。

1.1.2　倡学术独立,重治病求本

对于时下风行的"血瘀证学""络病学""芳香温通法"等理论,祝光礼教授认为从中医理论角度而言虽然确有依据,但须谨慎使用,其风行只因相应的研究是严格按照现代医学模式进行的,试验结果较为可信,为中医中药提供了有效的佐证而已。由此开发的"血府逐瘀胶囊""麝香保心丸""通心络胶囊"等药物被广泛应用于临床,其功效或以活血化瘀为主,兼以理气;或以芳香温通为主,兼以益气;或重用虫类药物逐瘀通络。这些药物虽然疗效确切,但是多服、久服往往会损伤脾胃,耗气伤阴,且难以纠偏扶正,综合调理。而且,这些药物也不能针对每一位患者实施个体化治疗。

血瘀证理论产生于20世纪七八十年代,并经过大量动物实验及临床验证形成共识,认为其病理学基础在于微循环障碍。"血瘀证"在当前中医界已被严重扩大应用,不仅在心血管疾病领域,而且在肾脏病、肝病、妇科病,甚至皮肤疾病、肛肠疾病等诸多领域被广泛应用。而关于血瘀形成的根源,目前其研究尚有不足,如气滞、寒凝、阳虚、气虚等,即"血瘀"到底是"因"还是"果",此其一也;血瘀证理论普及度相当高,很多患者常将活血化瘀类中成药当作补药长期服用,这与某些商业行为有着不可分割的联系,此其二也;如果患者确实需要进行活血治疗,且这些患者又属于冠心病、卒中的一级预防和二级预防人群,当发生风湿性心脏瓣膜病及心房颤动时,需给予抗凝治疗,此时阿司匹林、氯吡格雷、替格瑞洛、华法林、达比加群、利伐沙班等药物临床使用的证据充分,就应该把现代医学的最新研究成果拿来为我所用,同时也是对患者负责,此其三也。如在规范应用上述药物的情况下,患者仍表现为血瘀证,则需在中医理论的指导下,辩证使用调气活血、化瘀通络药物。故祝光礼教授临证提倡学术独立,强调治病求本。如临证已经规范使用上述药物,在深究血瘀证形成的原因后,确有舌质紫暗或有瘀斑瘀点、脉涩等血瘀征象的,可选用丹参饮、黄芪合失笑散、活络效灵丹、血府逐瘀汤等加减,之后根据病情变化适时调整;药物剂量不宜过大,且不宜久用,后期血

瘀渐化,应以扶正为主,调补气血,健脾益肾。总之,不可跟风,也不宜为求标新立异而弃之不用,应以"要用直需用,但切忌滥用"为准则;同时,还需深究血瘀形成的原因并加以治疗。

受社会、心理、饮食、环境、运动等因素的影响,由遗传—环境—心理应激等相关因素导致的心血管疾病(如高血压、冠心病、心律失常、心力衰竭、脑梗死、抑郁症、失眠症、椎基底动脉供血不足等)的发病率正逐年上升。在临床诊治的过程中,祝光礼教授认为现代的环境变化和心理压力均易导致劳倦失宜、睡眠不足、情绪紧张,凡此种种,皆会耗气伤阴,相火妄动,产生心悸、失眠、眩晕、中风、喘证、郁证等,故临证时需考虑到本虚标实才是其根本病机,不可一味攻伐。每多应用益气养阴法,结合健脾和胃、补益肝肾、养血安神等法扶正固本,再予以平潜肝阳、化痰降浊、清热利湿、宽胸理气、调和肝脾等法祛其标实,尤其是结合时令应用膏方治疗上述疾病,殊获良效。

1.1.3　辨"证"治"病","证"与"病"合

现代医学检测技术、手段为人们带来的是看得见的实实在在的结果,这是中医临床工作者必须面对的客观现实。对于现代医学的理论知识和技术方法,祝光礼教授认为应该采取"拿来主义",拓展望诊视野,扩充辨治内涵,以便提高诊疗质量。"辨证治'病'"[27]可以提供疗效的客观性、实证性、可比性,经得起重复、验证。祝光礼教授认为中西医结合是一种行之有效的临床治疗策略,中药可增强西药的疗效,显著改善患者的症状,还可减轻西药的不良反应;此外,对于部分疾病,还可逆转病变,改善预后。随着社会的不断发展,患者对健康的要求也在不断提高,他们不仅希望症状能够得到改善,而且同时希望客观检测指标能够有所好转。西医的检测技术、手段有助于我们"辨'证'治'病'",而中医也需要标准化、规范化,但是这个标准化、规范化不是简单地生搬硬套西医的价值观,而是需要遵循中医自身的发展规律,这就需要将现代化的文明成果拿来为中医所用。疗效评估不仅仅限于症状的改善,舌象、脉象的向好,还要结合现代化的检测手段,使用客观的指标量

化,并进行前后对照。故作为一名临床医生,应该融贯中西,汇通各家之说,根据现代医学对疾病的认识,结合中医辨证论治,然后形成自己的专业理论体系。

1.1.4 用药轻灵,"轻可去实"

江浙一带多从叶天士学,用药以轻灵见长。但近些年来,药量有愈用愈重、药味有愈来愈多之势,且愈演愈烈,然疗效反未见提高,此为何故? 其中,中药饮片质量下降是一个不争的事实。但是,如此之多之重的药物用下去,恐怕处方者自己也未必知道是用来治何疾病的。祝光礼教授认为,对于处方的分量,当如东垣法,宜轻不宜重,药物的作用是导引,是调整,是疏通,所谓"四两拨千斤"是也。东垣用药每味药数分至一二钱,近代之丁甘仁用药亦不过一至三钱而取效,以此例彼,即知用药过多过重完全是浪费的。故祝师临证不过十余味药,多不超过十五味,每味药分量多不超过15g,仅少数质轻者(如淮小麦、夜交藤等)多用30g,或质重之牡蛎、石决明,亦不超过30g,且处方主次分明,一目了然。对内科杂病,祝师不执一家之见,不以经方、时方划界,而是因时因地,因人制宜。同时,他非常重视顾护脾胃,认为脾胃为后天之本,亦是中药取效的关键因素之一。临证时,患者均能坚持服药,较少因为出现不良反应或肠胃不能耐受而停服。祝师用药综合考虑患者体质、病势轻重缓急、饮食居所等因素,分主次、分阶段论治,均能取得良好的疗效。如有用药不效,则会仔细分析,调整思路,分清主次,再做调整。

1.1.5 如遇无"症"可辨,则强调整体调摄

"辨证论治"是中医的一大特色,"证"是机体在疾病发展过程中某一阶段的病理概括,而"症"则是其外在表现形式。但是,作为"辨证论治"重要参考对象的"症",医师在临证把握时常会遇到一些实际问题,如患者没有症状而仅表现为检查结果的异常,可见于高血压、高脂血症、肝功能、心电图以及X线、B超等检查结果异常。这是因为现代医学的发展带来了大量的客观检

查证据,而患者往往还处于疾病的早期或者本身尚未出现相关症状,此为第一种;患者诉说症状纷繁芜杂,内容众多,没有主症,没有重点,此为第二种;经治疗后症状逐渐改善或缓解,但舌脉证仍在或者检查结果仍存在异常,此为第三种;另有一种特殊情况,表现为原有症状缓解但病情却加重,此为第四种。临证如何应对颇费周折。

祝光礼教授在临证处理上述情况时,经过思考,总结方法如下:其一,参见舌脉证,结合西医检查结果综合考虑,找出主要矛盾和病因病机。毕竟在我国古代,中医的产生亦是建立在一定的解剖学基础之上的,作为同是研究生命的科学,中西医之间必然会存在很多的异同点。如何运用中医的辨证思维、理论体系来面对新出现的问题,这就要看医者中医理论融会贯通的深度了。但核心的一点仍然是辨证论治,重点是参照舌脉象及切诊,同时参考西医体格检查的信息。其二,有些患者症状较多,有的是疾病本身影响全身较多部位或脏器而致功能发生障碍,有的是患者本人情绪过于紧张而致,有的是因为患者处于一种自主神经功能失调的状态,此时抓主症就成为突出的问题。根据患者的诉求,结合舌诊、脉诊、切诊,以及检查结果,做出综合判断,去除"失效"症状,抓住主要矛盾,以便有针对性地用药。这里强调的是对疾病相关信息的准确提取。其三,经过治疗后患者症状得到改善或缓解,但舌脉证仍在或检查结果仍存在异常,此时就需要明确病变发展的过程,抓住疾病发展不同阶段的主要矛盾。如确定患者症状经过治疗好转的,则治疗的重点是巩固疗效、调理收功。参照前面治法,结合脏腑间的相互关系,后期以调理脾肾为主。脾为后天之本,气血生化之源;肾为先天之本,肾中精气易耗而难补。我们可根据病情选择相应的方法,如益气健脾、益气养阴、补肾填精、益气养血等来调理脾肾。其四,症状的改善与疾病的发展不平行甚至出现背道而驰的情况,如冠心病、心绞痛患者的胸痛症状好转但检查结果提示病情加重,如出现心肌梗死、心力衰竭、心律失常等;慢性喘息性支气管炎患者气急好转但是血气分析提示二氧化碳分压升高、氧分压降低等。由于危重患者症状本身往往就是一种代偿反应,此时需要关注的就不仅仅是症状的改善,而应着眼于疾病的发展变化及预后进行判断,必要时借助现代医学,应以治病救人为首务,而不必限于中医、西医之争。

"病"主要指疾病的整体过程,是纵向;而"证"就是这个整体过程中某一阶段相关性的提取,是横向;只有纵横交错,把握病症结合,并形成分阶段诊治理论体系,才能真正临证治病,以达向愈。中西医协作已经普遍应用于临床,临证时需注意权衡利弊,进行综合分析,并予以全面处理。总而言之,无"症"可辨时辨"证"治病是核心,"证变治亦变,证不变治亦不变"。

1.2 祝光礼学术渊源

祝光礼于1955年7月出生在浙江杭州。20世纪70年代,师从国家级名老中医杨少山,又经国家级名老中医俞尚德悉心指点;1987—1990年,在南京中医学院(现南京中医药大学)攻读中西医结合内科学硕士学位,师从顾景琰教授。祝光礼是第五批全国老中医药专家学术经验继承工作指导老师、浙江中医药大学博士生导师、浙江省名中医,担任杭州市中医院心血管病科主任近20年。祝光礼从医近50年,擅长冠心病、高血压、心律失常、心力衰竭、高脂血症等心血管疾病及内科疑难杂病的中西医结合诊治。下面就祝光礼的学术源流作一简述。

1.2.1 师从杨少山名老中医

祝光礼于1972年进入杭州市中医院(初名杭州市广兴堂中医联合门诊部),师从第二批全国老中医药专家学术经验继承工作指导老师杨少山主任中医师。杨老家世业医,自幼随父杨仰山老中医习医,期间又得热病专家王泽民先生精心传授,医术渐精,尤擅于脾胃病、湿热病、老年病、肺癌等内科疑难杂症的诊治。

1.2.1.1 杨少山学术思想

杨少山名老中医的学术思想概括起来主要有以下三大特点[28]。①寻因探源,治病求本:治病重视审证明因,务求其本,坚持以治病求本为主体的治疗原则。②宏微辨证,证病合参:强调宏观与微观互参辨证,辨证与辨病结合统一。③调顺脾胃,扶正祛邪:突出见长于培补中气,遣方用药处处顾护脾胃之气。祝光礼从杨老处习得顾护脾胃为本,发扬创新了养阴清热祛湿治法,并注重虚劳,治宜补益肝肾,健运脾胃,他在运用膏方治疗心血管疾病之时尤为熟用此法。

1.2.1.2 杨少山运用膏方经验[29]

(1)补肾益精,重在养阴抑阳 "一阴一阳之为道",人体阴阳气血协调、平衡是健康的标志;反之,阴阳偏盛偏衰均会导致人体衰老或疾病的发生,故拟定膏方之要诀,贵在调节人体气血阴阳之偏盛偏衰。然杨老崇朱丹溪之"阳常有余阴常不足"论,认为此论放之于现代,较之金元时期,更为适用。杨老认为,人一生之中阴阳多处于阳有余而阴不足的矛盾状态,因此主张调和阴阳,当侧重补阴。而中医学认为,脏腑之阴精,虽各不相同,然肾藏一身真阴真阳,肾阴对全身脏腑组织均有滋养濡润作用;五脏六腑之阴精除充养本脏腑之外,余者又不断归藏于肾,以充养真阴,故人身阴精之源,总归于肾。老年人肾中阴精难以充足,而相火易于妄动,故保持肾中阴精充足,勿使相火妄动,亦即养阴抑阳,乃防治老年病的关键所在。

杨老临证时,在膏方中常以六味地黄丸为底方,主张以甘寒滋阴之剂补益肝肾阴精,常选用生地黄、熟地黄、山茱萸、枸杞子、山药、白芍、石斛、麦冬、北沙参、龟甲胶、炙鳖甲等,配合使用泽泻、牡丹皮、天麻、钩藤等泻浊凉血、抑阳之品。杨老根据"无阳则阴无以化,善补阴者当阳中求阴"之意,常在滋阴填精基础上酌情配以少量温补肾阳之药,如杜仲、狗脊、桑寄生、淮牛膝、肉苁蓉、锁阳等,温而不燥,慎用巴戟天、鹿角胶、仙茅等温燥之药,力避桂、附等大辛大热之品,恐有耗损阴精之虞。

(2)补益脾胃,主张"清养" 杨老认为,阴精亏损亦会造成元气耗伤,然人身之阴阳、气血、脏腑之斡旋升降,全赖脾胃之气滋养运化,故养阴之时还需健运脾胃。脾胃是人体后天之本,气血生化之源。老年人脏腑功能衰退的关键之一在于脾胃功能衰退,而老年人脾胃衰退具有"易饥易思,食已则饱"的特点。"胃为水谷之海,多血多气,清和则能受;脾为消化之气,清和则能运。"故杨老临证主张脾胃当"清养",不宜用辛香之剂燥补,认为陈皮、木香、厚朴、半夏、苍术等偏温燥,有耗散之嫌,乏补土之和,故当慎用;若需用之,也当短期少量。若脾胃"清养"得当,则可以有效地防治老年疾病;但若过用辛温燥热之剂培补脾胃,则不仅会耗散中气,反无补土之和,而且会加重肾中阴精亏损,导致疾病迁延不愈。杨老临证常取"土得木而达之"之意,选用佛手、绿梅花、玫瑰花、厚朴花、制香附等药性平和、药轻气薄之品疏肝和胃以运脾,选用太子参、炙甘草、炒白术、茯苓、山药等甘平之剂补益脾气。

(3)兼顾祛邪,重在化痰、祛瘀 杨老认为,老年人阴亏、气损固然为其疾病发生之本,然在阴精亏损、脾胃耗伤的同时,尚可致气血逆乱、血行不畅,产生"痰""瘀"等病理产物,而"痰""瘀"又可反过来加重老年阴亏、气损之症,致使老年疾病缠绵难愈。同时杨老指出,膏方虽可作填精滋阴、补气养血、调养脏腑、充养机体之用,对脏气虚损、阴阳不足者颇有效验,但若一味投补,补其有余,实其所实,则往往会适得其反。所以膏方用药,既要考虑"形不足者,温之以气;精不足者,补之以味",也应根据患者的症状,针对原有宿疾,做到"损有余而补不足",调补兼施,寓治于补。故杨老临证主张老年疾病膏方运用虽当以"补益"为主,然祛邪之法不可废,当酌情使用化痰、祛瘀之剂,方可有效防治老年疾病。杨老临证时,在膏方中常选用丹参、郁金、炒僵蚕、丝瓜络、石菖蒲等来化痰、活血化瘀。他强调老年患者慎用红花、水蛭、莪术等辛温活血、破血之品,以防耗伤阴精,致使病情缠绵难愈。

(4)调治三宝,不可偏废 精、气、神,人身之三宝也。精是人体生命活动的本原及物质基础;气是人体生命活动的根本和动力;神是人体生命活动的主宰及外在征象。三者是人体生命存亡的关键,也是能否实现健康长寿的根本。杨老临证十分重视精、气、神三者之间的关系,膏方中常以厚味药物如熟地黄、山茱萸之类养精填髓;以太子参、炒白术、党参、炙甘草之类补益中气;以酸枣仁、夜交藤、淮小麦、远志等养心安神。杨老认为,调补充益之膏滋,当不离填精、益气、安神之道。临证处方虽有侧重,然三者不可偏废,益肾补脾固然重要,养心安神不可或忘。如此三宝兼顾,使患者得以聚精、养气、安神,方为祛病延年之道。

1.2.2　得俞尚德教授悉心指点

祝光礼又经第二批全国老中医药专家学术经验继承工作指导老师俞尚德教授悉心指点,掌握俞老倡导的"审病—辨证—治病"诊疗思维[27]。在现代行医环境下,"审病—辨证—治病"诊疗思维对中医临证各科均有重大启示,其指明了中医习医的方向。"审病—辨证—治病"诊疗思维的根本概念就是:运用现代医学的技术、手段,明确诊断疾病,并理解其基本的发病机制;从"病"着手,撷取"四诊"资料,同时参考现代医学检查的各项客观指标,综合所有证据(宏观与微观),审慎辨证,以剖析疾病在不同病期、不同类型的证候表现与演变规律,进而阐述其病机;根据中医和中药的理法,结合中药现代研究新认识,进行组方、选药、治病;治疗目标不仅关注证候,更重视疾病的痊愈、稳定与康复,并预防疾病的复发。俞老认为"整体观"是中医的一大特色,"整体观"不仅是"大致的",而且应该是"细致的"。他结合对总体和细节的认知,按辨证论治的理法方药来治疗某些特定的疾病,移步而不换形,可统筹兼顾总体和细节,有助于提高诊疗质量,并使疗效客观化,具有实证性、可重复性,更具公信力和说服力。因此,"审病—辨证—治病"诊疗思维是辨证论治的发展和创新。祝光礼经过俞老的点拨,找到了学习现代中医的门径和方法,并将之运用于心血管疾病的诊疗实践中,形成了自己独特的心血管疾病中医诊疗理论体系。

1.2.3　求学于顾景琰教授

1987年,祝光礼于南京中医学院(现南京中医药大学)攻读硕士学位,师从顾景琰教授,学习中西医结合研究方法及顾景琰教授诊治冠心病、心力衰竭等疾病的经验。顾景琰教授擅于研究心血管疾病证型与现代医学客观指标的相关性,对冠心病的病因病机、辨证特点[30]及急性心肌梗死的治疗大法[31]等有自己独到的认识。

1.2.3.1 冠心病病机及辨证特点

（1）冠心病的病机特点 顾景琰教授认为,冠心病本虚标实病机的特点是因虚致实,先虚后实,因而临床上应重视对本虚证的认识。冠心病之早期,内脏虚损症状并不明显,而多表现为胸闷、胸痛、憋气、舌暗和脉弦等标实征象。在其整个病程中,发作与缓解交替。一般缓解期较长,多表现为心悸、气短、乏力、倦怠、汗出、五心烦热、头晕、耳鸣、腰酸等本虚症状;而发作期相对较短,以实证表现最为突出。在收集病史时,冠心病之标实症状易引起注意,可能成为患者就诊时的主诉;而本虚症状易被忽略,需经细心询问才能获悉。

（2）冠心病的中医辨证特点 冠心病的中医辨证具有以下特点。①本虚标实,虚实夹杂:本病之发病多先有五脏内虚,而后出现标实,从而形成本虚标实证候,临床上冠心病多属虚实夹杂。②不通则痛,不荣亦痛:一方面,各种有形之实邪阻于心脉,可导致心血瘀阻而引发胸痹心痛之证。《黄帝内经》有云:"寒气入经而稽迟,泣而不行,客于脉外则血少,客于脉中则气不通,故卒然而痛。"另一方面,气血阴阳之亏损,可致脏腑经脉失于荣养,也可致痛。正如《长沙方歌括》所云:"以病人正气大亏,无阳以宣其气,更无阴以养其心,此脉结代,心动悸之所由来也。"不通则痛是实痛,而不荣致痛为虚痛,后者常表现为绵绵作痛,似痛非痛,饥饿劳作致痛,临床上不可不辨。③病情缠绵,变化多端:冠心病多发生于中老年人,此时人体正气渐虚,病后不易恢复,因而病情缠绵。同时,由于虚实之间互为因果,故证候变化多端。总之,冠心病之基本病机为本虚标实,但有以虚证为主,或以实证为主,或虚实并重的区别,临证时宜标本结合、准确辨证,方能正确施治。

1.2.3.2 急性心肌梗死的治法

（1）益气活血法(或益气养阴活血法) 益气活血法(或益气养阴活血

法)适用于发病之初或病情较轻者。证见胸痛、胸闷、神疲倦怠、气短汗出，舌质淡暗或暗红、苔薄白,脉细弱或细数。益气活血以补阳还五汤、补中益气汤、当归补血汤、丹参饮、桃红四物汤等方加减,益气养阴活血则合生脉散、清暑益气汤等方加减。常用药物:益气主用党参(人参)、黄芪、炙甘草等,养阴主用麦冬、玉竹、黄精、生地黄、山茱萸、五味子等,活血主用丹参、川芎、红花、赤芍、五灵脂、蒲黄、桃仁、郁金等。

（2）通阳化痰法(或清化痰热法)　通阳化痰法(或清化痰热法)适用于发病二三日后出现痰浊或痰热证者。证见胸闷、纳呆、腹胀、便秘或呕吐,舌苔白腻或黄腻。通阳化痰以瓜蒌薤白半夏汤、枳实薤白桂枝汤等方加减,常用全瓜蒌、薤白、桂枝、半夏、枳壳或枳实等药。清化痰热以黄连温胆汤、小陷胸汤、涤痰汤等方加减,常用黄连、栀子、竹茹、半夏(竹沥半夏)、全瓜蒌、枳壳或枳实、陈胆星、石菖蒲等药,上法常与活血化瘀药物合用。急性心肌梗死患者易发生便秘,通便是重要治法之一,因通腑之同时,使浊阴-痰热得化,心脉痹阻改善,邪去正安,方可使病情得以转危为安,故在上述治法中酌情加用大黄、桃仁、火麻仁等。

（3）益气养阴复脉法　益气养阴复脉法适用于病程中、后期或恢复期,或出现心气虚衰、心悸怔忡等变证(心律失常)者。证见神疲乏力、头昏心慌、胸闷气短,舌质红绛或光红,脉沉细或结代,以生脉散、复脉汤等方加减为治,常用黄芪、党参(或太子参、人参、西洋参)、生地黄、麦冬、玉竹、黄精、五味子、桂枝、炙甘草等药,酌加活血通络和宁心安神药物。

（4）回阳救逆法　回阳救逆法适用于心气虚衰,心阳式微,出现阳虚欲脱(心源性休克)之变证者。证见头晕气促、汗出心慌、四肢厥冷、神疲乏力,甚或神志朦胧、面色苍白、唇舌淡白或青紫、脉微欲绝。以独参汤、四逆汤、参附汤、桂枝甘草龙骨牡蛎汤等方加减为治,常用人参、附子、干姜、肉桂、桂枝、龙骨、牡蛎、炙甘草等药。

（5）益气温阳肃肺利水法　益气温阳肃肺利水法适用于心气虚衰、心肾阳虚、水饮凌心、肺失清肃(心力衰竭)之变证者。证见气喘咳嗽、面浮肢肿、脘腹痞胀、胃纳欠馨、面色少华、唇舌青紫、脉沉细数。以参附汤、真武汤、生脉散等方加减为治,常用党参(人参或生晒参)、麦冬、五味子、附子、白术、茯苓、车前子、炙葶苈子、丹参、泽泻等药。

以上治法在临证时须酌情灵活选用或参合应用,不宜拘泥于"一证一法"。

在上述三位老师的悉心指导下,祝光礼本着"继承不泥古,创新不离宗"的原则,精研医典,渊博学识,治学严谨,从事中医临床、教学、科研近五十载,积累了丰富的临床经验,尤其在治疗高血压、冠心病、心力衰竭、心律失常、病毒性心肌炎、椎基底动脉供血不足、脑梗死及其后遗症等心血管疾病方面颇有独到之处。

近几年来,随着膏方热的兴起,如何运用膏方治疗心血管疾病及杂病,成为祝师日夜琢磨、思考的主要问题。由于祝师开具膏方用药精当、疗效确切、费用低廉,故患者遍布全省,每到冬令进补之际,膏方处方量年年上升。我们对祝师运用膏方治疗心血管病及杂病的学术经验进行了挖掘、整理,历经7个寒暑,而成此书。

参考文献

[1] 周凡,陈启兰.祝光礼中医药制约西药不良反应的经验介绍.中医药学刊,2006,24(11):1990-1991.

[2] 陈启兰.祝光礼椎基底动脉供血不足临证经验.中华中医药学刊,2008,26(3):477—479.

[3] 陈启兰,祝光礼.祝光礼治疗高脂血症合并肝功能异常的经验.浙江中医杂志,2009,44(1):12-13.

[4] 祝光礼,赫小龙.部分补虚类中药对血压的影响及处理对策.浙江中西医结合杂志,2009,19(1):55-56.

[5] 陈启兰,祝光礼.祝光礼学术思想与临证特色:革故鼎新 学贯中西.中华中医药学刊,2009,27(4):697-700.

[6] 陈黎燕,陈启兰,祝光礼.祝光礼治疗心房颤动经验探析.浙江中医杂志,2010,45(1):12-13.

[7]　盛智超,陈启兰.祝光礼治疗阿司匹林引起胃肠道副反应经验.浙江中西医结合杂志,2011,21(10):694-695.

[8]　刘宏飞,陈启兰.祝光礼教授治疗慢性心力衰竭临床经验撷萃.中华中医药学刊,2012,30(10):2155-2158.

[9]　陈锦汝,祝光礼,陈启兰.祝光礼对特殊类型高血压的辨证论治.陕西中医学院学报,2013,36(2):35-37.

[10]　徐娇雅,陈启兰,祝光礼.祝光礼运用温胆汤治疗冠心病验案.浙江中医杂志,2013,48(4):294.

[11]　陈启兰,龚一萍,祝光礼,等."三焦"实质探幽.北京中医药大学学报,2013,36(5):311-313.

[12]　杨利利,刘宏飞,祝光礼.祝光礼教授治疗心血管疾病伴发失眠验案三则.陕西中医学院学报,2014,37(3):24-26.

[13]　祝丹,祝光礼.心律失常的中医用药及组方规律探讨.陕西中医学院学报,2014,37(5):80-82.

[14]　郑文龙,陈启兰,祝光礼.从语言和源本角度理解《伤寒论》.浙江中医药大学学报,2014,38(7):837-838.

[15]　郑文龙,祝光礼.《黄帝内经》"真脏脉"理论探讨.北京中医药,2014,33(11):831-833.

[16]　陈启兰,祝光礼.试论心律失常与脉象.浙江中医杂志,2015,50(4):301-302.

[17]　赵芊,祝光礼.从"心主神志"论治心血管疾病.浙江中西医结合杂志,2015,25(5):515-516.

[18]　郑文龙,祝光礼.祝光礼教授治疗高血压的辨证论治思路.中国中西医结合急救杂志,2015,22(5):532-533.

[19]　郑文龙,陈启兰,陈辉珍,等.基于QUEST算法的高血压辨病对症治疗中药的重要性分析.中国中西医结合急救杂志,2015,22(4):351-356.

[20]　郑文龙,祝光礼.如何成为名医.中医药管理杂志,2014,22(2):172-123.

[21]　陈启兰,祝光礼,方晓江.祝光礼论心力衰竭的病证分类与经方活用.中华中医药学刊,2015,33(10):2418-2421.

[22]　陈启兰,祝光礼.祝光礼从火热论治心脑血管疾病.北京中医药,2015,34(12):946-948.

[23] 徐国胜,祝光礼.辨证施治难治性气胸验案举隅.浙江中医杂志,2016,51(4):301-302.

[24] 赵丽娟,祝光礼.祝光礼教授治疗冠心病经验浅析.中国中医急症,2016,25(8):1523-1524.

[25] 赵丽娟,祝光礼.祝光礼教授从气、血、水论治慢性心力衰竭经验拾粹.中国中医急症,2016,25(11):2061-2062.

[26] 孟伟康,陈铁龙,祝光礼,等.祝光礼治疗原发性低血压经验介绍.新中医,2017,49(11):167-168.

[27] 王永钧,陈洪宇,俞文武,等.俞尚德"审病—辨证—治病"的诊疗思维方法.浙江中医杂志,2007,42(3):125-126.

[28] 张志娣.杨少山主任医师学术经验撷拾.中医药学刊,2005,23(5):789-791.

[29] 李航,杨少山.杨少山运用膏方调治老年病经验浅谈.中华中医药杂志,2007,22(11):780-782.

[30] 贺泽龙,顾景琰.冠心病本虚标实病机浅探.湖南中医学院学报,1992,12(3):9-10.

[31] 顾景琰.急性心肌梗塞的中医诊治体会.南京中医学院学报,1987(2):40-42.

（陈启兰）

2 膏方概述

2.1 膏方的概念及适用对象

2.1.1 什么是膏方

膏者,泽也,《正韵》《博雅》解释为"润泽"。近代名医秦伯未[1]在《膏方大全》中指出:"膏方者,盖煎熬药汁成脂液,而所以营养五脏六腑之枯燥虚弱者也,故俗称膏滋药。"膏方,又称膏滋、煎膏,是中医师在中医整体观念、辨证论治原则的指导下,根据患者及其病情确定理、法、方、药,然后将中药饮片经过反复煎煮、去渣取汁、蒸发浓缩、添加辅料、收膏等过程而制成的半流质剂型。膏方是中医常用八大剂型"丸、散、膏、丹、汤、酒、露、锭"之一,是中医方剂的重要组成部分。

膏方是中药传统剂型之一,有着悠久的历史。其药性滋润,能滋补强身、抗衰延年、治病纠偏,用于防病治病和养生保健,民间有"冬令进补,来年打虎"之说。按"天人相应"之说,中医有"春夏养阳""秋冬养阴"之论,所谓"冬三月,此谓闭藏"[2],是及时进补、最易进补的大好时机。

膏方浓度高,体积小,易保存,服用方便。在现代社会,膏方一般可分为三种。一是以增强体质为目的的滋补类膏方,包括:膏滋成药,人们可自行或在医生的指导下直接购买。二是中医师针对具体的人,通过望、闻、问、切,根据个体的阴阳气血情况处方用药,再依法熬制而成的药膏。后者虽然制作较为烦琐,但由于体现了中医因时因地因人治宜的原则,因此其疗效远高于前者。三是以治疗病痛为目的的治疗性膏方,通过对患者及病痛进行详细诊察,经辨证论治而处方用膏,扶正祛邪,攻补兼施。

2.1.2　膏方的适用对象

（1）亚健康人群。该人群易患感冒,且由于长期劳累,压力过大,往往身体虚弱,精神欠佳,纳食欠馨,睡眠欠佳,二便欠调。

（2）慢性病人群。该人群易患慢性肺疾病、高血压、冠心病、心律失常、慢性心力衰竭、心脏神经症、慢性胃病、慢性肾病、月经病、更年期综合征等。

（3）康复者,指手术后、外伤后、出血后、大病重病后、产后之人群等。

2.1.3　膏方的作用和特点

膏方具有以下作用和特点:

（1）由于原料是经过煎煮、浓缩加工制成的,因此有效成分的含量较高。

（2）久服无弊,善疗慢性疾病,作用比较稳定、持久,是滋补强壮的补益之品。

（3）体积小,便于携带;服用方便,既可直接食用,又可用温水冲化饮用。

（4）蜜膏的效用比较缓和,以滋补为主,可缓急、解毒、润肺、养胃护胃。

（5）以人为本,体现个体差异;一人一膏,体现中医辨证论治思想。

（6）按照单日服用剂量折算,膏剂的药量常规只有汤剂用药的三分之一,可以节约药材资源,同时也为患者节省了治疗费用。

2.2　膏方补肾填精之理论基础

2.2.1　肾主封藏

《素问·上古天真论》[2]曰:"肾者主水,受五脏六腑之精而藏之,故五脏盛乃能泻。"

《素问·六节藏象论》[2]曰:"肾者主蛰,封藏之本,精之处也。"

《灵枢经·本神》[3]曰:"肾藏精,精舍志,肾气虚则厥,实则胀,五脏不安。"蛰是藏伏的意思,肾是主藏的,故又称封藏之本。封藏什么呢?封藏阳气,封藏精。这个精、这个聚集态的阳气被封藏在肾,所以说"肾者,精之处也"。肾在一年中属冬,冬主藏;肾在五藏中属阴,属阴中之阴,故曰"肾为阴体""肾主藏精"。

肾封藏的精气,一是先天之精,禀受于父母,与生俱来,是构成胚胎的原始物质,藏于肾后,主人之生殖繁衍,故又称"生殖之精";二是后天之精,来源于饮食中的水谷精微,由脾胃化生而成,是维持人体脏腑组织器官功能的物质基础,五脏盛乃能泻,肾受五脏六腑盛余之精而藏之,故又称"脏腑之精"。先天之精与后天之精相互依存,相互为用。在出生之前,先天之精的存在为后天之精的摄取提供了物质基础和前提条件;在出生之后,后天之精又不断地充养先天之精,即"先天"生"后天","后天"养"先天"。

五脏"藏精气而不泻"[2],即有藏必有泻,藏泻相互为用,才能完成人体复杂的生理代谢功能。五脏所泻,一是表现为向全身输布精微物质,如心主血脉、肺主宣降、肝主疏泄、脾主运化、肾主气化等;二是表现为脏浊(五脏自身的代谢产物)通过自身或六腑排泄。此外,五脏精气亦上注于七窍,外濡于皮肤,下泄于前后二阴。

《素问·上古天真论》[2]曰:"女子七岁肾气盛,齿更发长;……;丈夫八岁,肾气实,发长齿更;八八,则齿发去。"这精辟地论述了机体生、长、壮、老、已的自然规律,与肾中精气的盛衰密切相关。

2.2.2　肾失封藏

《素问·至真要大论》[2]曰:"太阴司天,湿淫所胜……时眩……病本于肾。"

《灵枢经·口问》[3]曰:"上气不足,脑为之不满,耳为之苦鸣,头为之苦倾,目为之眩。"《灵枢经·海论》[3]曰:"脑为髓之海。髓海有余,则轻劲多力,自过其度；髓海不足，则脑转耳鸣，胫酸眩冒。"

隋·巢元方[4]在《诸病源候论》中曰："肾为足少阴之经而藏精，气通于耳。耳，宗脉之所聚也。若精气调和，则肾脏强盛，耳闻五音。若劳伤血气，兼受风邪，损于肾脏而精脱，精脱者，则耳聋。然五脏六腑、十二经脉，有络于耳者，其阴阳经气有相并时，并则有脏气逆，名之为厥，厥气相搏，入于耳之脉，则令聋。其肾病精脱耳聋者，候颊颧，其色黑。手少阳之脉动，而气厥逆，而耳聋者，其候耳内辉辉也。手太阳厥而聋者，其候聋而耳纳气满。"

宋·赵佶[5]在《圣济总录·眼目门·肾肝虚眼黑暗》中言道："论曰天一生水，在脏为肾，天三生木，在脏为肝，肾藏精，肝藏血，人之精血充和，则肾肝气实。上荣耳目，故耳目聪明，视听不衰，若精血亏耗，二脏虚损，则神水不清，瞻视乏力，故令目黑暗。"

宋·严用和[6]在《严氏济生方》中主张："肾藏精，藏精者不可伤。皆由不善卫生，喜怒，劳逸，忧愁，思虑，嗜欲过度，起居不常，遂致心火炎上而不息，肾水散漫而无归，上下不得交养，心肾受病。"

清·陈修园[7]在《医学从众录·眩晕》中进一步指出："肾主藏精，精虚则脑海空虚而头重。"

清·张景岳[8]在《景岳全书·传忠录·命门余义》中有云："命门为元气之根，为水火之宅。五脏之阴气，非此不能滋；五脏之阳气，非此不能发。"肾精是肾的整个物质基础，包括肾阴和肾阳两个部分。肾阳蒸化肾阴，产生肾气，维持肾的功能活动。故肾气的强盛与否主要取决于两个方面，一是阴精素禀是否充盛；二是肾精内部阴阳是否协调平衡，一方偏虚，就会使对方相对偏盛，不仅影响肾气的生成，还可表现为肾气虚、肾阴虚、肾阳虚。肾阴虚证见眩晕、耳鸣、腰膝酸软、不寐、舌红少津、口干喜饮等，以高血压、心律失常、睡眠障碍等的患者非常多见。

清·唐容川[9]在《血证论》中言及："肾者水脏，水中含阳，化生元气，根结丹田。……此气乃水中之阳，别名之曰命火。肾水充足，则火藏之于水中者，韬光匿彩，龙雷不升，是以气足而鼻息细微。若水虚则火不归元，……，心肾不交。"

清·魏之琇[10]在《续名医类案》中有云:"悲哀则伤肺,劳倦则伤脾,脾虚无以生肺,肺虚无以生肾,所以封藏不固,致虚阳上升,升降失常,致浊气上行。"

2.2.3 肾主封藏之何以养藏

清·徐大椿[11]在《医学源流论·经络脏腑·肾藏精论》中对"肾主封藏"之"何以养藏"有精彩论述:"精藏于肾,人尽知之。至精何以生,何以藏,何以出? 则人不知也。夫精,即肾中之脂膏也,有长存者,有日生者。肾中有藏精之处,充满不缺,如井中之水,日夜充盈,此长者存也……故精之为物,欲动则生,不动则不生。能自然不动则有益,强制则有害,过用则衰竭。任其自然,而无所勉强,则保精之法也。老子云:天法道,道法自然,自然之道,乃长生之诀也。"

清·罗东逸[12]著《内经博议》,曰:"少阴水位也。为藏精之腑。既藏精以自固。复升阳以腾骧。"又曰:"夫阳气者,烦劳则张,而精绝也。夫阴为精,藏精而起,亟以赴阳。人若不知节息。每强力用之,且烦且劳。烦则不静,劳则不息,而阳乃张矣。张如弓之久满,而不知弛,则弓力竭而筋干为伤,故精绝。驯致其道,必至目盲耳背。"

刘力红[13]著《思考中医》,认为《素问》专门提到了一个冬三月养藏的问题。

《素问·四气调神大论》[2]云:"冬三月,此谓闭藏,水冰地坼,无扰乎阳,早卧晚起,必待日光,使志若伏若匿,若有私意,若已有得,去寒就温,无泄皮肤,使气亟夺,此冬气之应,养藏之道也。逆之则伤肾,春为痿厥,奉生者少。"上面这段经文主要讲养藏。冬三月养藏关键的一点就是"无扰乎阳"。其一,慎起居。冬三月的起居应该是"早卧晚起,必待日光"。其二,调情志。冬三月的情志应该伏匿,不应该张扬,这样才有利于养藏。其三,适寒温。其四,节动静。冬三月应该"无泄皮肤,使气亟夺",冬天的锻炼应该避免过多地开泄皮肤,应该多做静功,这样才能与冬相应,才有利于养藏。

综上所述,肾主封藏,包括封藏"先天之精"和"后天之精"。肾主封藏的生理功能正常则"人之精血充和,则肾肝气实。上荣耳目,故耳目聪明,视听不衰"。肾失封藏则可出现肾阴虚之眩晕、耳鸣、腰膝酸软、舌红少津、口干喜饮等;火不归元,心肾不交之内热、失眠、多梦、遗精等;肝肾精亏之目暗耳聋、颧黑;虚阳上升,升降失常,致浊气上行之眩晕头痛。肾主封藏,何以养藏?需遵循冬三月的自然规律,慎起居、调情志、适寒温、节动静。

2.3 膏方的功效和作用

2.3.1 膏方的特点和优势

2.3.1.1 顺应四时,天人相和

人须顺应四季的自然规律,而四季之令,又各有主脏司之,故膏方治则也应考虑当时时令特点的不同而有所兼顾。如春季发陈,天地俱生,万物以荣,故膏方应兼顾益气养阳,护生发之气;春季肝木当令,还应考虑养肝疏肝。夏季蕃秀,天地气交,万物华实,故应兼顾益气养阴,以全成长之气味;夏季心火当令,暑邪偏胜,还应考虑清心宁神;长夏脾土当令,暑湿偏胜,故应兼顾清暑化湿、健脾畅运。秋季肺金当令,季末从革肃杀之气较甚,还应重视肺的宣降清肃。冬季闭藏,水冰地坼,肾水当令,是为补肾填精、滋养五脏的最佳时节。五脏的生理特点不同,以喜为补,如肺部喜其润,心部喜其清,肾部喜其滋,肝部喜其和,脾部喜其缓,通过对五脏的调补,葆养人之精气神,以达延年益寿之效。

2.3.1.2 复方相合,君臣佐使

膏方是由多个小复方按照君、臣、佐、使的原则组合而成的。君臣佐使是方剂的基本组方原则,也是膏方组方必须遵循的原则。《素问·至真要大论》[2]云:"主病之谓君,佐君之谓臣,应臣之谓使。"在膏方中,君方是指针对主病或虚损起主要治疗作用的方剂,其药力居方中之首,在整个膏方中起主导作用。

2.3.1.3 扶正祛邪，纠偏达衡

扶正祛邪是针对已病人群或接受病后康复治疗人群的治疗原则。人体生理功能正常发挥的基本条件是气血平衡，气血失衡是导致疾病的基本病因，所谓"气为百病之长，血为百病之胎"[14]，是此义也。膏方处方时应细辨患者阴阳气血之盛衰，脏腑之虚实，寒热之胜克，病邪之性质、部位、深浅、进退，做到攻补兼施，固本清源。在膏方补益的同时，常针对病理因素的不同，辅以行气、活血、泄浊、升清、温通等法调质纠偏，这是针对亚健康人群或求养生保健的治疗原则，对于这类人群，可多从体质入手，通过纠偏调质，使气血畅达、阴阳平和。就女性而言，其生理以血为本，以肝为先天，故体质特点为阴血常不足、肝气多郁结，故其保健的基本大法为疏肝解郁、养血调经；根据体质的差异，又有温经散寒、清热利湿、补气健脾、活血化瘀、益肾养心等治法的兼顾。再如，在拟定小儿膏方时，应注意小儿形气未充、脏腑未坚、腠理疏松、表卫不固的生理特点，以调为补，侧重肺、脾、肾三脏，还要兼顾是否伴有痰湿、食积、郁热、血滞等进行组方，用药应温而不燥，凉而不偏，补而不滞，滋而不腻，理气而不破气，活血而不动血，扶正而不恋邪，祛邪而不伤正。

2.3.1.4 因人而异，病证互参

因人而异指膏方常根据患者的体质和病情量体裁衣而制，用药的寒温之别、补泻之宜、动静之机、进退之据，皆以调补为主，故虚则补之仍为主要治疗大法；但无论是病后调理，还是健康养生，在膏方处方时，都大量应用滋补药物，即所谓的静药，必须配伍动药来进一步提高药物效用，如常配伍炒麦芽、焦山楂醒脾开胃，配伍川芎、玫瑰花等行气活血药来疏通气血等。归纳起来，膏方中动药的作用有醒脾开胃，疏通气血，升清降浊，气化布津等。

2.3.2 中医九种体质

体质是个体生命过程中在先天遗传和后天获得的基础上表现出来的，在形态、结构、生理功能和心理状态方面综合的、相对稳定的特质。体质往往决定着生理反应的特异性及对某种致病因子的易感性，早在《内经》中就

有"人之生也,有刚有柔,有弱有强,有短有长,有阴有阳"之说,另有"形不足者温之以气,精不足者补之以味",均以体质为重。许多相关疾病发生的"共同土壤"在于其体质基础,可以说,体质类型决定了证型。心血管病多由遗传因素和环境因素共同作用而发生,其发病有一定的体质基础和后天因素。我们在预防和治疗心血管病时,应结合患者的体质特点,辨证和辨质相结合,做到因人制宜。王琦教授[115]将体质分为平和质、气虚质、阳虚质、阴虚质、痰湿质、湿热质、血瘀质、气郁质、特禀质九种类型,在膏方诊治时可结合患者体质和疾病进行辨证施治。

2.3.3 膏方组方内容

(1)君药——补益:补气药、补血药、补阴药、补阳药。

(2)臣药——辅助治疗:止咳化痰药、清热解毒药、清热燥湿药、芳香化湿药、淡渗利水药、祛风湿药、温里散寒药、安神药、平肝熄风药。

(3)佐药——辅佐:护胃消导药,如木香、紫苏子、柴胡、鸡内金。

(4)使药——引经调和:柴胡、桔梗、升麻、牛膝,入五脏药,收膏矫味药。

2.3.4 常用补益古方

(1)补气:四君子汤、参苓白术散、补中益气汤、玉屏风散、天王补心丹。

(2)补血:四物汤、八珍汤、当归补血汤、归脾丸、炙甘草汤。

(3)补阴:六味地黄丸、左归丸、大补阴丸、增液汤、养阴清肺汤、生脉散、麦门冬汤、一贯煎、百合固金汤。

(4)补阳:肾气丸、右归丸、二仙汤、五子衍宗丸、河车大造丸。

2.4 膏方的熬制方法及服用注意事项

2.4.1 膏方的熬制方法及注意事项

(1)使用根、茎、实、籽、花类中药,尽量少用叶、全草、质轻体松灰沙多的中药。

（2）不宜使用药性猛烈、峻下、毒副作用明显、苦涩味大、有臭味的药物。

（3）贵重药材应另煎冲入，或研末拌入。

（4）大枣、核桃去皮、核，与药物同煎或收膏放入均可。

（5）药物剂量按照10剂处方，总量与辅料比例为2∶1～4∶1；如需切片，则固体辅料与胶类辅料比例为1.5∶1～2∶1。

（6）收膏火头要小，浓度要适宜，可成膏/流浸膏/切片膏。

（7）辅料使用，如阿胶、鹿角胶、枣泥补血；龟甲胶、鳖甲、蜂蜜养阴；黑芝麻、核桃肉补肾；灵芝孢子粉健脾安神；生晒参、野山参、红参补气；黄酒矫味。

2.4.2　服用季节及方法、忌口

（1）服用季节：春夏养阳，秋冬养阴，"冬三月，此谓闭藏"。

（2）服用方法：空腹服用或半饱半饥，早晚各一次，1～2勺温开水化服（灌装膏或流浸膏）或1～2片嚼服（切片膏）。

（3）忌口：萝卜、绿豆，滋腻膳食，阴虚者忌辛热、海鲜、不消化之物，阳虚者忌寒性、厚腻之品。

2.5　膏方治疗心血管病的优势及顾虑

2.5.1　中医"治未病"思想与心血管病的膏方防治

膏方防治结合，最能体现中医"治未病"思想。中医"治未病"思想始见于《黄帝内经》，其曰"圣人不治已病治未病，不治已乱治未乱，此之谓也"，为后世医家建立中医特色的健康医学奠定了坚实的理论基础[16]。"治未病"理论体系贯穿于疾病隐而未显、显而未成、成而未发、发而未传、传而未变及变而未果的全过程[16]。"治未病"思想的核心就在于"防重于治"，这对现代健康教育和临床实践具有广泛的指导意义。

中医"治未病"思想经历代医家不断地实践探索,现已形成较为完备的理论体系,可归纳概括如下[16]:"未病先防,调摄养生"(即养生保健,防病于先,避免疾病的发生);"欲病救萌,防微杜渐"(即采取措施,治病于初,延缓疾病的发展);"既病防变,辨证论治"(即辨证施治,治病宜早,防止疾病的传变)。膏方符合"治未病"思想,主要体现于:①膏方根据个人的体质进行调补,增强体质,延缓衰老,提高机体免疫力,使得"正气存内,邪不可干",达到未病先防的目的;②通过辨证论治,标本兼顾,以求"扶正祛邪",达到既病防变的目的。

"治未病"是中医预防治疗学的特色和优势,体现了"以人体健康为本"的理念。将"治未病"思想贯穿于心血管病发生发展的全过程,能够显著降低心血管病的发病率、致残率和病死率。

2.5.2　祝光礼运用膏方治疗心血管病

常见的心血管病包括高血压、冠心病、心律失常、心力衰竭、心脏神经症等;另外,睡眠障碍多合并心律失常或心脏神经症,椎基底动脉供血不足多以头晕为主要表现,患者亦常就诊于心血管病科。心血管病患者必须接受全面的危险程度评估,对危险因素、靶器官损害以及临床情况进行综合分析,然后根据诊断及评估结果制定个性化的治疗方案,合理应用相应药物。祝师认为,单纯应用中药治疗心血管病不仅仅适用于疾病较为轻浅的患者,如明确需要严格规范控制血压、血脂、血糖及冠心病二级预防等治疗的患者,可以在规范应用西药,尤其是用药后仍有问题未解决时,辨证运用中医药治疗。

近代名医秦伯未在《膏方大全》[1]中指出:"膏方者,盖煎熬药汁成脂液,而所以营养五脏六腑之枯燥虚弱者也,故俗称膏滋药。"膏方(膏滋药)是中药传统剂型之一,药性滋润,浓度高,体积小,易保存,服用方便。膏方具有如下作用:滋润补益,长于冬令进补;久服无弊,善疗慢性疾病;以人为本,体现个体差异;防治结合,体现"治未病"思想。冬季是心血管疾病的高发季节,据调查,冬季因心血管疾病发病住院的人数比其他季节可增加2倍左右,因此加强综合防治显得尤为重要。

心血管系统疾病临床上以高血压、冠心病、心力衰竭、心律失常、心脏神经症、睡眠障碍等最为常见,且多为首发疾病,常常伴有高血脂、高血糖、动脉硬化等症,其病程较长,病机较为复杂,发病多与禀赋不足、年老体衰、饮食失节、情志不遂、劳逸失度等因素导致脏腑气机失调、气血阴阳失衡有关。在病机上,心血管系统疾病具有久病多虚、久病及肾、久病入络、久病致郁、久郁生痰等特点。正是由于膏方具有明显的滋补特点,补养兼治疗,在治病纠偏、改善体质方面发挥着独特的功用,因此对心血管病患者因病致虚、因虚致病的慢性疾病防治及调养有着显著的疗效。

祝师从事中西医结合心血管内科临床工作近50年,每到冬令进补之际,膏方处方量随之上升,且患者反馈疗效确切,副作用甚少。祝师认为心血管病使用膏方治疗的长处在于:中药单味药和复方药已经有一定的降压、降脂、抗心律失常、改善心功能等效应;通过使用这些药物可以获得一定的疗效,能减少西药剂量或种类;能够消除或减轻西药降压带来的一些副作用;消除或减轻疾病合并症;确切改善心血管病患者的临床症状和生活质量;可以在一定程度上缓解病情,延缓疾病的进展,改善预后。

2.5.3 应用膏方治疗心血管病的顾虑

膏方多含补益之品,对血脂、血糖、尿酸等代谢异常指标是否存在不利影响,这是应用膏方治疗心血管病的最大顾虑,目前关于这一方面的研究尚无相关文献报道。我们临床观察发现,滋补肝肾膏方治疗原发性高血压肝肾阴虚证疗效明确,对代谢异常指标无不利影响,可提高高密度脂蛋白胆固醇(high density lipoprotein cholesterol, HDL-C)水平,不增加不良反应[17]。对于膏方治疗其他心血管病,是否对代谢异常相关指标产生影响,尚有待进一步研究。

参考文献

[1] 马问我,叶瑗,秦伯未.民国中医文献:百病良方　中国经验良方　膏方大全.上海:上海科学技术文献出版社,2013.

[2] 钱超尘.黄帝内经:素问.北京:人民卫生出版社,1998.

[3] 刘衡如.灵枢经.校勘本.北京:人民卫生出版社,2013.

[4] 巢元方.诸病源候论.影印本.北京:人民卫生出版社,1955.

[5] 赵佶.圣济总录.校点本.郑金生,汪惟刚,犬卷太一,校点.北京:人民卫生出版社,2013.

[6] 严用和.严氏济生方.北京:中国医药科技出版社,2012.

[7] 陈修园.医学从众录.北京:中国医药科技出版社,2012.

[8] 张景岳.景岳全书.太原:山西科学技术出版社,2006.

[9] 唐容川.血证论.北京:中国中医药出版社,2005.

[10] 魏之琇.续名医类案.北京:人民卫生出版社,2000.

[11] 徐大椿.医学源流论.北京:人民卫生出版社,2007.

[12] 罗东逸.内经博议.北京:学苑出版社,2010.

[13] 刘力红.思考中医.桂林:广西师范大学出版社,2006.

[14] 颜新.气血与长寿:人体衰老新解.上海:上海科学技术文献出版社,2003.

[15] 王琦,田原.解密中国人的九种体质.北京:中国中医药出版社,2018.

[16] 陈瑞芳,朱娅君."治未病"说略.新中医,2008,40(12):106-107.

[17] 陈启兰.祝光礼教授膏方治疗高血压病学术特色与临床观察研究.杭州:浙江中医药大学,2015.

（陈启兰）

3 高血压

3.1 中医对高血压的认识

3.1.1 眩晕头痛历代文献提要钩玄

3.1.1.1 眩晕头痛病因病机

（1）髓海不足　由虚而致者多为髓海不足，如《灵枢经·海论》[1]"髓海不足，则脑转耳鸣，胫酸眩冒，目无所见，懈怠安卧"，又如《灵枢经·口问》[1]"故邪之所在，皆为不足。故上气不足，脑为之不满，耳为之苦鸣，头为之苦倾，目为之眩……"。

（2）阴虚阳亢化风　《素问·五脏生成论》[2]云："是以头痛巅疾，下虚上实，过在足少阴、巨阳，甚则入肾。徇蒙招尤，目瞑耳聋，下实上虚，过在足少阳、厥阴，甚则入肝。"从以上论述可以发现，就眩晕与头痛而言，头痛之病主要在肾，多为下虚上实；而眩晕之病主要在肝，多为下实上虚。

对于眩晕证，清·林佩琴[3]认为由阳升风动，上扰巅顶而致，其病机的中心在于肝胆，因肝胆乃风木之脏，相火内寄，其性主动主升。林氏在所著的《类证治裁》中有云："或由身心过动，或由情志郁勃，或由地气上腾，或由冬藏不密，或由高年肾液已衰，水不涵木，或由病后精神未复，阴不吸阳，以至目昏耳鸣，震眩不定。"

（3）痰气上逆　宋·陈无择[4]在《三因极一病证方论》中提出："喜怒忧思，致脏气不行……亦使人眩晕呕吐，眉目疼痛，眼不得开，属内所因；或饮食饥饱,甜腻所伤,房劳过度,下虚上实,……,皆能眩晕,眼花屋转,起而眩倒,属不内外因。治之各有法。"他认为外因致病多为外邪侵袭三阳经,邪入于脑所致;内因致病多为七情所伤,使脏气不行,郁而生痰,痰气上逆所致;而不内外因则多致下虚上实之证。

对于眩晕证,丹溪[5]力倡"无痰不作眩"的病机。《丹溪心法·头眩》曰"头眩,痰挟气虚并火。治痰为主,挟补气药及降火药。无痰则不作眩,痰因火动",明确提出了"无痰不作眩"的病机,且对后世产生了极为深远的影响。他在治疗上主张以治痰为主,兼以补气降火。

3.1.1.2　眩晕头痛治疗用药

(1)补益肝肾　张氏[6]著《景岳全书》,认为"眩晕一证,虚者居其八九,而兼火兼痰者,不过十中一二耳",主张"无虚不作眩,当以治虚为主"。他进一步阐释了明·徐彦纯[7]在《玉机微义》中所言的"所谓虚者,血与气也;所谓实者,痰涎风火也",指出其虚因气与血,其实因痰涎风火。虚为病之本,实为病之标。张氏治虚尤为推崇大补元煎、十全大补汤及熟地黄、当归、枸杞等温补肾阴肾阳之品,认为"伐下者必枯其上,滋苗者必灌其根。所以凡治上虚者,尤当以兼补气血为最。"他力主补虚,反对河间、丹溪的降火化痰之治,但并非弃而不用,如见有风、火、痰证,亦斟酌用之,如景岳所云"其或有火者,宜兼清火;有痰者,宜兼消痰;有气者,宜兼顺气。亦在乎因机应变,然无不当以治虚为先,而兼治为佐也",他指出诸证皆补,随其兼证而行清火、消痰、顺气等兼治之法。景岳对头痛的认识也颇具心得,指出以病程长短辨其有邪无邪。病程短者,重在治邪,表邪治当疏散,里邪治当清降;病程较长者,多有元气之虚,重在补其虚。

陈氏[8]所著《医学从众录·眩晕》记载:"《内经》云:肾虚则头重高摇,髓海不足,则脑转耳鸣。皆言不足为病。……风生必挟木势而克土,土病则聚液而成痰,故仲景以痰饮立论,丹溪以痰火立论也。究之肾为肝母,肾主藏精,精虚则脑海空而头重,故《内经》以肾虚及髓海不足立论也。其言虚者,言其病根;其言实者,言其病象。理本一贯。"以《内经》肾虚、髓海不足为根本,由肾虚而有肝风、肝火之动,风木克土,土病而生痰,因此在治疗上主张以治肾为本,提出"然欲荣其上,必灌其根,如正元散及六味丸、八味丸,皆峻补肾中水火之妙剂。乙癸同源,治肾即所以治肝,治肝即所以熄风,熄风即所以降火,降火即所以治痰",并主张方中当酌加柔肝熄风之品,如钩藤、玉竹、菊花、天麻等药,以收捷效。

(2)平肝潜阳 对于头痛、头风的治疗,历代医家多习用风药,谓"巅顶之上,唯风药可及",又多主风火之论。清·冯兆张[9]著《冯氏锦囊秘录》,认为其证为本虚标实之证,因阳虚、血虚,而使浊阴外邪上犯,不可泥于风药而虚其虚,亦不可专于逐火而耗伤气阴,如"总之,头痛、头风,皆因清阳之气有亏,精华之血有损,不能交会卫护于首,以致浊阴外邪犯之。若从标疏散清理,不过徒取近功。然益虚其虚,旋踵愈甚,每重用八味汤,加牛膝、五味子,食前早晚服之,浊阴降,真阴生,雷火熄,真火藏,上下肃清,不唯头病既痊,精神亦可倍长矣"。

又说:"头痛不可专泥风药愈虚其虚,使风入于脑,永不可拔。亦不可偏于逐火,使风火上乘空窍而从眼出,如腐之风火相煽,而成衣焉。谚云:医得头风瞎了眼,此之谓也。"对于眩晕病,他提出:"头眩之症,多主于痰,中风之渐也。"他宗刘宗厚"上实下虚"之论,认为痰火为标,痰在上,火在下,火炎上而动其痰,指出:"虽曰无痰不能作眩,亦本于气血虚,而后痰火因之,风以感入于脑,故助痰火,而作眩晕,诚因上实下虚所致。所谓下虚者,血与气也。所谓上实者,痰火泛上也。"他认为气血虚,为化火生痰所致,治疗上当"急则治痰火,缓则补元气"。

《临证指南医案》[10]由清代著名医家叶天士之弟子华岫云等辑录叶氏验案编撰而成。叶氏对肝风的病因病机有独到的见解,提出"阳化内风"之说,认为肝风为"身中阳气之变动",并指出这种内动之肝风"非外来之邪"。其由内而生,或因肾水之亏,水不涵木;或五志过极,气火上升;或中阳不足,内风暗动等,总与厥阴风木有关。从叶氏治眩之验案分析可知,其论治亦不离肝风痰火。其中心在于肝胆风动,然又常兼痰、兼火,在治疗上常以肝胆胃同治。对于阳升风动之极者,主张以介类沉潜真阳,用咸酸之味治之。如其治案:"田(二七),烦劳,阳气大动,变化内风,直冒清空,遂为眩晕。能食肤充,病不在乎中上。以介类沉潜真阳,咸酸之味为宜。淡菜胶、龟甲胶、阿胶、熟地黄、山茱萸、茯苓、川斛、建莲、山药浆丸。"

（3）降气化痰 眩晕治疗用药,丹溪[5]主张以升降镇坠行气为主,不宜用汗下药。眩晕、头痛之病,多有气上之虞,故丹溪主张行气而不宜升散,宜镇、宜行、宜化,汗下之药常伤人体阴液,且汗药多具升散之性,而丹溪又主阴常不足,故弃而不用。另外,他还注意辨体施治,如《医学正传·眩运》援引(丹溪活套)云"肥白人气虚而挟痰者,四君子汤倍蜜炙黄芪,加半夏、荆橘红,或少加川芎、荆芥穗,以清利头目也。……如体瘦血虚而痰火兼盛者,二陈汤合四物汤,加片芩、薄荷煎,入竹沥、姜汁、童便服",说明他已经注意到不同的体质因素在疾病发生和发展过程中的重要作用,体质反映机体对某些疾病的易感性和不同的反应特点。肥白之人多形盛气虚,易聚湿生痰,故入以补气化痰之品;黑瘦之人多阴虚兼火,因此在除湿化痰的基础上加入凉润清热之药。

明·孙志宏[11]著《简明医彀》,他充分认识到痰与情志因素在头痛、眩晕发生中的重要地位。如其书云:"七情相感,脏气不平,郁而生涎,积而为饮,煎熬成痰,火动其痰,令人眩运。又挟于疲劳过度,血液耗损,精髓亏伤,皆能致此。发则头运目眩,耳鸣身转,昏愦欲倒,如立舟车,乃上实下虚也。"为此,他提出在治疗上应"治痰为主,降火驱风,补养血气"。

3.1.2 现代中医对高血压的认识

3.1.2.1 高血压的中医论治

（1）从肝肾论治 肾和肝两脏关系密切,"乙癸同源"。肝主藏血,体阴而用阳;肾藏真阴寓元阳,只宜固藏不宜泄漏,为阴阳之本。肝与肾乃母子相生。肝肾交融,则阴阳升降有序,气血冲和,血压得以维持正常。若素体禀赋亏虚,或老年肾亏,或久病伤肾,导致肾阴不足,水不涵木,肝阳上亢;或情志所伤,肝失调达,肝气郁结,郁久化火,火盛伤阴,导致肝肾阴阳失调,气血逆乱,即可产生眩晕、头痛为主症的高血压[12]。彭猛等[13]认为老年人高血压的病因病机不同于青壮年,主因元气虚衰,精亏血少,脏腑功能衰退,临床以肾阴虚衰多见。因此,他主张运用补肾法治疗老年高血压。补肾者,顺其封藏特性为补,勿忘酌加血肉有情及增精填髓之品。

(2)从心肾论治 周文献[14]认为,心火必须下降于肾,肾水必须上济于心,即所谓"水火既济"。若心火不能下降于肾,肾水不能上济于心,即称为"水火未济"。可运用交通心肾降压法、泻火归元降压法、养阴安神降压法、温阳利水降压法、化瘀通络降压法等治法及相应方剂进行论治。

(3)从脾肾论治 肾为先天之本,脾为后天之本。脾之健运、化生水谷精微的正常生理功能必须依赖肾阳的推动,故有"脾阳根于肾阳"之说。肾中所藏的精气亦须依靠脾所化生的水谷精微去不断地充养。所以肾与脾的关系是先天与后天之间相互资助、促进、充养的关系。两者在病理上也相互影响,肾阳不充,可损及脾阳,出现"脾肾阳虚"之证候。

周仲瑛教授[15]认为高血压阳虚有脾虚和肾虚之不同,临证当仔细区分。脾虚者治疗可用甘温补脾之法,或合苓桂术甘汤以温阳化饮。肾阳虚者多见于高血压后期,治当温养肾气,潜纳虚阳,使虚火得归窟穴。当兼予补阴以配阳,以金匮肾气丸为基础方,阴阳并补。

3.1.2.2 高血压的证治规律研究

(1)高血压的证候规律研究 申春悌等[16]根据王永炎院士简化证候的要求,从证候要素入手,从古代文献中提取高血压四诊信息和证候要素的相关资料并分析得出:高血压中医证候要素主要集中的病位在肝、心、肾;病性为内火、阴虚、阳亢、痰(浊)。由此可以发现,高血压的中医发病机制多为上实下虚,上实为肝火、肝阳、痰(浊)。下虚为肾阴亏损,水不涵木,即"根于肾,动于肝";水亏津停,加之火灼津液,则痰(浊)为患。

林晓忠等[17]对住院高血压患者中医辨病、辨证的分布规律进行了初步分析,结果显示,住院高血压患者气虚型所占的比例最高(30.6%),其次是风痰阻络、肝肾不足。高血压患者的中医证候主要为气虚型,且老年高血压患者的比例相对较高,中青年患者则以肝肾不足相对偏高,肝阳上亢证型中老年住院患者比例相对偏低。李仲守[18]将高血压的病机概括为"变动在肝,根源在肾,关键在脾",认为本病的发生除与肝肾有关外,与脾关系更为密切,早期以阴损为主,后期阴损及阳,多见阴阳两虚(包括气阴两虚)。

(2)高血压的证治方药规律研究 贺丹等[19]利用文本挖掘技术探索高血压中医证治方药规律,发现高血压患者最常见的症状为头痛、头晕,证候以肝阳上亢为主,其次为阴虚阳亢和肝火亢盛,病变涉及肝、肾等脏腑。治法为平肝潜阳,补益肝肾,并与活血化瘀法配合使用。汤药以天麻钩藤饮以及半夏白术天麻汤为最常用。中药以天麻、钩藤应用最多。陆家龙[20]不主张长期使用重镇之品,亢阳一平则宜减去矿石类药物。因重镇之品仅为治标之剂,而高血压的发生发展其根本在于肝肾不足,故首先要补益肝肾,才能保证阴平阳秘,浮阳不升。

3.1.2.3 高血压的膏方防治

(1)膏方防治高血压 近些年来,高血压不仅发病率日趋升高,而且向年轻化发展,对人类的健康和生命构成了严重威胁和隐患,故而提倡有病早治,防止高血压的发展。世界卫生组织在《迎接21世纪挑战》报告中指出:"21世纪的医学,不应继续以疾病为主要研究对象,而应以人类健康作为医学研究的主要方向。"膏方防治高血压能够改善患者的临床症状,预防靶器官损害,促进人体健康,提高人们的生活质量。

(2)名医运用膏方治疗高血压经验 冼绍祥等[21]结合膏方特点及其在调治高血压中的应用进行归纳分析,认为膏方调治高血压的理论依据如下:本虚标实之证,补虚以治本;辨识体质,补有侧重;久病多虚,缓效平调;责之于肝脾肾,以滋阴潜阳为法;通补兼施,补而不滞。何立人教授[22]结合高血压土湿侮木、湿浊内结的病机,设立以健脾补肾为基础,化湿利浊、平肝降压为大法。周端教授[23]应用膏方治疗高血压,主张以调补肝肾、通利气血、平衡阴阳为主,辅以活血潜阳等法。林钟香[24]教授认为,高血压以肝肾阴虚、肝阳上亢者较多见,主张膏方治疗应以滋补肝肾、平肝潜阳之法。颜德馨[25]教授应用膏方治疗心血管病,尤注意通与补的关系,补益脾肾多配以辛香走窜之药,从而起到固本清源之效。程志清教授[26]认为高血压多夹痰夹瘀,用膏方调补务必要掌握通补兼施的原则,使补而不腻,通而不损。顾国龙等[27]亦认为高血压膏方在中药选择上应"固本清源,攻守适宜",重视扶正药与祛邪药之间的比例。但上述各家均未强调"肾失封藏"与高血压相关,补肾填精之功用亦未能引起足够重视。

3.1.3　小　结

3.1.3.1　眩晕头痛历代文献提要钩玄

眩晕头痛的病因病机包括髓海不足、肾精亏虚、阳亢化风、痰气上逆;为上实下虚之证,上实多为阳亢、痰湿,下虚多由肝肾精亏不足,病位在于肾、肝、脾;眩晕头痛的治疗首选补肾填精,其次平肝潜阳,兼顾降气化痰。

3.1.3.2　现代中医对高血压的认识

对于高血压,中医可从肝肾论治、从心肾论治、从脾肾论治;高血压的证候规律研究发现,肝肾阴虚证在高血压患者中所占比例最高,其次是脾虚湿盛证,且以代谢性疾病患者多见;治疗上多主张平肝健脾、养阴滋肾,膏方论治高血压多主张滋补肝肾、平肝潜阳;对于补肾填精,当前诊治重视程度还远远不够。

3.2　祝光礼论治高血压的主要学术特色

祖国医学无"高血压"之病名,临证发现的高血压多属中医"眩晕""头痛"范畴,是由情志所伤、饮食失节、先天禀赋不足或内伤虚损等因素引起的临床以头痛、眩晕为主要表现的病证。并且,由于临床表现和并发症不同,常将高血压与"胸痹""中风""水肿""心悸"等病相联系。历代医家颇多论述,而以《证治汇补·眩晕》[28]中的"以肝上连目系而应于风,故眩为肝风,然亦有因火、因痰、因虚、因暑、因湿者"之论较为全面、客观。

本病临证以眩晕多见,可伴头痛、恶心、呕吐等症状。《素问·至真要大论》[2]曰:"诸风掉眩,皆属于肝。"《素问·至真要大论》[2]亦曰:"脑为髓之海,其输上在于其盖,下在风府。……髓海有余,则轻劲多力,自过其度;髓海不足,则脑转耳鸣,胫酸眩冒,目无所见,懈怠安卧。"叶天士[10]所著《临证指南医案》曰:"头为六阳之首,耳目口鼻皆系清空之窍。所患眩晕者,非外来之邪,乃肝胆之风阳上冒耳,甚则有昏厥跌仆之虞。……下虚者必从肝治,补肾滋肝,育阴潜阳,镇摄之治是也。"

3.2.1 高血压病因病机

3.2.1.1 高血压病因

(1)先天禀赋不足 人之精气禀自父母,父母阴阳气血偏盛偏衰影响其子女,故高血压患者常常有早发家族史;另外,禀赋不同又易受后天因素的影响而致阴阳失衡。现代医学中原发性高血压的遗传学说为此提供了支持。

(2)饮食不节 脾胃为后天之本,主运化水谷、水液,主升清降浊。久食肥甘厚味、咸味或饮酒过度,损伤脾胃,脾的运化功能减弱,即可导致水液在体内停滞,形成痰湿,单独或与肝风共同上扰清窍,成为本病。这与现代医学中肥胖和摄钠过多为高血压的危险因素是相一致的。

(3)情志所伤 肝主理气机、调节情志。肝疏泄功能正常,则气机调畅,气血调和,心情易于开朗;肝疏泄功能减退,则肝气郁结,心情抑郁;肝升泄太过,则阳气升腾,人则易怒。反之,恼怒、抑郁失节会影响肝气,使肝气郁结或肝升太过。其实质可能与长期精神刺激引起大脑皮质功能失调,交感神经、副交感神经调节不平衡,神经末梢儿茶酚胺类物质分泌过多导致血管收缩有关。

(4)内伤虚损 肝藏血,肾藏精,肝肾相济,精血互生,年老体弱,肾气渐耗,肾阴不足,日久影响到肾,则肝肾之阴俱不足,水不涵木,则肝阳上亢,扰乱清空,而成"眩晕""头痛"。久病或过劳皆可耗伤精气,使人之阴阳失衡,导致"眩晕""头痛"诸证。

3.2.1.2 高血压病机特点

（1）肝肾易亏　肝藏血,肾藏精,肝肾相济,精血互生,年老体弱,肾气渐耗,肾阴不足,日久影响到肾,则肝肾之阴俱不足,水不涵木,则肝阳上亢,扰乱清空,而成"眩晕""头痛"。

（2）脾胃易损　脾胃为后天之本,主运化水谷、水液,主升清降浊。久食肥甘厚味、咸味或饮酒过度,损伤脾胃,脾的运化功能减弱,即可导致水液在体内停滞,形成痰湿,单独或与肝风共同上扰清窍,成为本病。

（3）易引动肝风　平素肝肾阴亏,肝阳上亢,未予诊治或其他原因,肝阳骤升挟风袭脑,表现为头痛、烦躁、恶心呕吐,或意识不清,但无口眼歪斜,无手足重滞不利,无半身不遂,属肝火上炎型或兼夹风邪,易生变证。

3.2.2　辨证分型及特殊类型高血压诊治

3.2.2.1　辨治分型

（1）阴虚阳亢型

临床表现:眩晕头痛,头重脚轻,心烦失眠,手足心热,耳鸣心悸,舌尖红,苔薄白,脉弦数。

治则:滋阴潜阳。

处方:杞菊地黄汤加减。肝阳上亢症状明显者如心烦少寐,面红潮热,头晕头痛,目眩耳鸣,口干,舌红苔黄,脉弦,则以天麻钩藤饮加减。

（2）痰浊上蒙型

临床表现:头重如蒙,视物旋转,胸闷作呕,呕吐痰涎,目眩晕,苔白腻,脉弦滑。

治则:燥湿祛痰,健脾和胃。

处方:以眩晕症状为主者,以半夏白术天麻汤为主方;以消化道症状为主者,以温胆汤为主方。

（3）肝阳化风型

临床表现：平素头晕且痛，烦躁易怒，近日肢体麻木、震颤，恶心呕吐，舌红苔黄，脉弦数。

治则：滋阴潜阳，平肝熄风。

处方：镇肝熄风汤加减。

（4）阴阳两虚型

临床表现：头痛眩晕，耳鸣，视物昏花，劳则气短，畏寒肢冷，夜尿增多，舌淡苔白，脉沉细。

治则：育阴助阳。

处方：金匮肾气丸加减。阳虚水肿明显者合用苓桂术甘汤。

3.2.2.2 老年高血压的中医诊治特点

（1）肝肾亏虚、阴虚阳亢　老年高血压先天之本将竭，后天脾胃渐虚而无以充养肾精，故以肝肾亏虚、阴虚阳亢为最常见。临床上常以杞菊地黄汤合以天麻钩藤饮加减。

（2）失治误治易动阳化风　肝肾阴亏、肝阳上亢失治误治易动阳化风，故见有化风之势则加龙骨、牡蛎、龟甲、鳖甲、僵蚕、地龙等平肝熄风之品。

（3）易致痰浊上蒙　老年高血压患者活动能力减弱，形体肥胖，加之饮食不节，多食油腻，易致痰浊上蒙，故舌腻纳差形肥者当需燥湿化痰。

（4）易生变症　老年高血压易生变症，故需中西两法合而治之。中医培本扶正，改善症状，西医降压达标，保护靶器官，可谓相得益彰。

3.2.2.3 特殊类型老年高血压的中医药治疗

（1）老年体位性低血压的中医药治疗　轻者采用补益肾气法，方选五子衍宗丸；重者采用温补肾阳法，方选右归丸、金匮肾气丸。

右归丸（《景岳全书》）主症：肾阳不足，命门火衰，腰膝酸冷，精神不振，怯寒畏冷，阳痿遗精，大便溏薄，尿频而清。

金匮肾气丸（《金匮要略》）主症：肾虚水肿，腰膝酸软，小便不利，畏寒肢冷，下肢水肿。

（2）老年低舒张压的收缩期高血压的中医药治疗　肝肾亏虚而见腰膝酸软、乏力头昏、舌质红少苔或剥苔、脉细者可考虑三甲复脉汤合二仙汤加减补肾填精，也可使用六味地黄汤合五子衍宗丸治之。平素喜食肥甘厚味，嗜烟酒，缺乏运动而见乏力短气、少动懒言、舌淡苔腻、脉滑等脾失健运、湿浊内生之象，可使用三仁汤或参苓白术散加减健脾化湿，湿浊化后重用黄芪、人参补益脾气，巴戟肉、肉苁蓉、潼蒺藜补益肾气。

（3）老年人晨峰高血压的中医药治疗　肝肾之阴耗竭，阴不敛阳，为晨起血压骤升之病机。治法以补益肝肾之阴为主，酌加平肝之品。方选六味地黄汤合天麻钩藤饮或杞菊地黄汤合镇肝熄风汤。

（4）老年人顽固性高血压的中医药治疗　老年顽固性高血压患者多有肥胖，痰浊内阻，以头重如蒙、眩晕、胸闷泛恶、苔白腻、脉弦滑等为主要表现。治以化痰平肝法。以眩晕症状为主者，以半夏白术天麻汤为主方；以消化道症状为主者，以温胆汤为主方。

3.2.3　小　结

高血压的主要病因有先天禀赋不足、饮食不节、情志所伤、内伤虚损，其病机特点为肝肾易亏、脾胃易损、易引动肝风。高血压临床分型有阴虚阳亢型、痰浊上蒙型、阳亢化风型、阴阳两虚型，根据分型分别采用天麻钩藤饮或杞菊地黄汤加减养阴平肝、半夏白术天麻汤或温胆汤燥湿祛痰、镇肝熄风汤加减潜阳熄风、金匮肾气丸加减育阴助阳。老年高血压诊治需注意肝肾亏虚阴虚阳亢，失治误治易动阳化风、易致痰浊内阻、易生变症。对于特殊类型高血压，可选用五子衍宗丸、右归丸、金匮肾气丸、三甲复脉汤、二仙汤、三仁汤、参苓白术散、半夏白术天麻汤、温胆汤、六味地黄汤、天麻钩藤饮、杞菊地黄汤、镇肝熄风汤等灵活组方化裁。

3.3　祝光礼运用膏方治疗高血压的理论依据与临证经验

3.3.1　祝光礼高血压发病观

3.3.1.1　肾失封藏,真阴亏耗

祝师认为,目前人类生存环境的变化,如温室效应、环境污染、臭氧层空洞扩大、强辐射等,气候的变化以阳气旺盛为主要趋势,天人相应,人体亦处于阳气躁动的状态。同时,社会竞争激烈,人们往往夜以继日地努力工作,操劳过度,脑力劳动过多,而运动锻炼及精神放松明显减少,动多而静少,阳气亢奋,不能闭藏。由此种种,可见头昏头痛、头胀、心悸等症。肾失封藏,而致肝肾之阴暗耗过多而储存日少,心、肝之阳亢盛,久则相互影响,阴阳失调。此多见于高血压发病之初,体质以阴虚性质为主,往往诱因明确,如能听从劝告,改变生活方式,常可收到立竿见影的效果;如能助之以膏方治疗,有望补肾填精、宁心安神,恢复肾脏封藏之本,制约心肝亢盛之阳,延缓病程,延迟服用降压药物的时间,少则半载,多则数年。

外感邪气,郁而生热;感受热邪、温邪,或湿热邪气,常常随体内阳气的偏盛而化热,这与刘完素[29]所强调的"六气皆从火化"是完全一致的。同时,外感邪气的变化又与人的体质因素相互影响,"阴虚者阳必凑之",临床上常见阴虚者感受外邪,更易化热,病程日久,演变成慢性炎症,干扰肾的封藏功能,肝肾之阴暗耗,阴虚内热日成。嗜烟,"烟为辛热之魁"[30],烟性燥热,助热鸱张,且烟为浊物,现代医家有言烟毒以代之。熏灼津液,损耗真阴,影响肾之封藏,久之肝肾真阴不足,肺脾气虚湿阻,可见口腔黏膜溃疡、疱疹,五官九窍及呼吸系统、消化系统慢性炎症等。"久病入络"[10],必会影响脉管管壁,引发管壁局部炎症反应,造成动脉粥样硬化之斑块不稳定,血压必会随之波动。

3.3.1.2　脾失健运,肾失封藏

饮食不节,饥饱失常,如食积日久,可郁而化热,可聚湿成痰;若损伤脾

胃,脾失健运,胃失和降,痰湿壅滞,久而化热,痰热兼挟为患。嗜食肥甘厚腻,易于化热生湿,郁阻气血;亦可损伤脾胃,运化失职,促进痰热生成。嗜酒,"酒为湿热之最",恣饮无度,必助阳热,酿痰涎。嗜辛辣、咸味,食辛温燥热,可助阳生热,使人体内热亢盛。过食咸可直接伤血损脉,《素问·五脏生成篇》[2]曰"多食咸,则脉凝泣而变色"。体质多为痰湿质,痰湿痹阻经络,影响五脏的藏泻功能,造成泻浊不畅,从而影响肾之封藏,痰浊、血瘀乘虚下注于肾,造成体内代谢产物蓄积过多,可见新陈代谢障碍,多表现为代谢系统疾病,如高脂血症、糖代谢异常、高尿酸血症等,久之影响脉管通利,造成血压升高、动脉硬化。

3.3.1.3 肝失疏泄,肾失封藏

突然、强烈或长久、持续的情志刺激,如压抑、郁怒、思虑等使人体气机郁滞,久而化火。另外,刘完素[29]提出"五志所伤,皆热也",朱丹溪[5]指出"五志之动,各有火起",《古今医统大全·眩晕》[31]言"七情郁而生痰动火",说明各种情志变化在一定条件下皆可化热生火,影响肝脏的疏泄功能。此多见于气郁质,肝失疏泄,疏泄不及则肝气郁结,化热生火,甚则炼灼真阴;疏泄太过,则反致肾失封藏,真阴亏耗,精微物质外泄,临床可见蛋白尿、血尿等。此即肝行肾气太过。张锡纯[32]有云:"肝主疏泄,肾主封藏。夫肝之疏泄原以济肾之封藏,故二便之通行、相火之萌动,皆与肝气有关,方书所以有肝行肾气之说。"俞东容等[33]认为,若肝行肾气太过,亦可出现肾的封藏失职、精微下泄的病理过程,此时临床往往血压升高,蛋白尿增加。临证每多由情志变化造成血压的剧烈波动,往往需疏肝理气、滋补肝肾,逐渐恢复肾之封藏功能。

情志不遂与饮食、内外环境所致之热、湿、痰相合为病,造成"风、痰、虚"等夹杂证候,临床上最为常见。伤阴耗气、气机壅滞、神明被扰、痰浊湿热郁结,影响脉管通利,是高血压发生的常见病理因素。治之或清热泻火,或健脾益肺,或疏肝健脾,均不能忽略以恢复肾之封藏为本的基本大法,故需血肉有情之品补肾填精,即补肾填精时时不忘,健脾益气不离左右,此外还需

兼顾疏肝理气、宁心安神。

3.3.2 祝光礼从肾失封藏论治高血压的膏方治疗

3.3.2.1 使用膏方防治高血压的理论基础

祝师认为,膏方具有补虚和疗疾两个方面的作用,治疗高血压这种慢性病较为适宜,且对高血压的调治亦甚是贴切。膏方之优点在于能充分利用药物的有效成分,加之高血压患者大多病程长,久病耗损,气血阴阳有所不足,非一针一药能短时调治,因此选择膏方十分适宜。冬季是高血压患者血压波动的高发季节。冬季因血压波动甚至引发并发症(如冠心病、心力衰竭、卒中等)而住院的人数比其他季节明显增加,因此加强综合防治尤为重要。

高血压患者常伴有高血脂、高血糖、动脉硬化等症,其病程较长,病机较为复杂,发病多与禀赋不足、年老体衰、饮食失节、情志不遂、劳逸失度等因素导致脏腑气机失调、气血阴阳失衡有关。在病机上具有久病多虚、久病及肾、久病入络、久病致郁、久郁生痰等特点。正是由于膏方具有明显的滋补特点,补养兼治疗,在治病纠偏、改善体质等方面发挥着独特的功用,因此对高血压患者因病致虚、因虚致病的慢性、顽固性、消耗性疾病的防治及调养有着显著的疗效。

3.3.2.2 使用膏方防治高血压的益处

使用膏方治疗高血压的长处在于:中药单味药和复方药具有作用强度不等的降压效果;使用中医药可以获得一定的降压效果,能减少西药用量或品种;能够消除或减轻西药带来的一些副作用;消除或减轻高血压引起的合并症;改善高血压患者的临床症状;可以在一定程度上减轻高血压引起的靶器官损害。

祝师认为,中年高血压患者(年龄30～59岁)以头昏头痛为主症,老年患者(年龄≥60岁)因合并脑动脉供血不足,多以眩晕为主症。故中年人应从防治角度出发,"未病先防,调摄养生",即养生保健,防病于先,避免疾病的发生；"欲病救萌，防微杜渐"，即采取措施，治病于初，延缓疾病的发展。中年人高血压发生年龄大大提前，目前心血管门诊年龄＜30岁的高血压患者已不鲜见。患者初次发现血压升高多在冬季，如能在初发之时，调整生活方式并辅以膏方治疗，则有望延缓高血压进展，推迟服用降压药物的时间。对于老年人，应"既病防变，辨证论治"，即辨证施治，治病趁早，防止疾病的传变，减少心、脑、肾等靶器官损害及冠心病、卒中、心力衰竭等并发症的发生。祝师从"肾失封藏"角度进行论治，或补或泻，可部分恢复肾主封藏的功能，这有助于高血压的早期防治，延缓病变的进展，体现了中医"治未病"之无病早防、有病早治、既病防变的思想，并且可以提升患者的生活质量，减轻国家医疗卫生负担。

由此可见，膏方独有的"疗疾强健"作用有助于高血压的防治，可延缓中年高血压患者的病程，改善临床症状；保护老年高血压患者的靶器官，减少其损害及临床并发症的发生。祝师主张从"肾失封藏"进行论治，认为治疗高血压需补肾填精、健脾益气，还需兼顾疏肝理气。

对祝师临证膏方诊治高血压的经验进行归纳分析可以发现，从肝肾论治，注重补肾填精、滋补肝肾，不失为一种行之有效的方法；经过分析总结，有助于提炼名老中医学术经验，避免主观偏移，便于推广应用。

3.3.3 归纳分析祝光礼膏方论治高血压的学术经验

祝师认为，膏方论治高血压，辨证分类是基石，掌握体质特征，摸清病程阶段，理顺病变环节，方可丝丝入扣，见效卓著。祝师在运用膏方治疗高血压时，由于以中年患者居多，故多从肝肾阴虚入手。中年患者脾胃功能健旺，治疗依从性高，故从膏方治疗中获益颇大。若已届高龄，则往往需先行调理脾胃，部分患者不宜运用膏方治疗，多劝诫患者坚持服用汤药。

膏方治疗高血压举例如下。

3.3.3.1 病例资料

（1）一般情况　开始时纳入观察对象共120例患者，其中有10例因服用膏方不到半量,故不纳入分析对象(1例出现面部痤疮而停用,2例因腹泻停用,2例因腹胀停用,5例原因不详),110例服用膏方半量及以上,故纳入分析病例110例。

110例患者的年龄及性别构成如下:年龄30~75岁,平均年龄为(53.66±9.39)岁;男性83例,平均年龄为(51.61±8.45)岁;女性27例,平均年龄为(59.96±9.50)岁。其中,年龄30~49岁有36例,男性33例,女性3例;年龄50~69岁有64例,男性47例,女性17例;年龄70~75岁有10例,男性3例,女性7例。具体数据见表3-1。

表3-1 研究对象的性别、年龄分布

年龄	病例数/例	男性/例	女性/例
30~49岁	36	33	3
50~69岁	64	47	17
70~75岁	10	3	7
总计	110	83	27

(2)高血压合并症情况 110例患者合并症发生情况如下:合并糖尿病16例,占比14.5%;合并血脂异常19例,占比17.3%;合并冠心病3例,占比2.7%;合并心律失常12例,占比10.9%;合并脂肪肝4例,占比3.6%;合并睡眠障碍44例,占比40.0%。具体数据见表3-2。

表3-2 研究对象合并症分布情况

合并症\项目	糖尿病	血脂异常	冠心病	心律失常	脂肪肝	睡眠障碍
病例数/例	16	19	3	12	4	44
比例/%	14.5	17.3	2.7	10.9	3.6	40.0

注:1例病例可同时出现2种及以上合并情况。

3.3.3.2 分析高血压膏方辨证论治规律

(1)高血压辨证分型分析结果 1例病例可同时出现2种及以上证型。

在110例观察对象中,肝肾阴虚型58例,占比52.7%,占比最高;其次是肝肾不足型30例,占比27.3%;阴虚肝旺型24例,占比21.8%;肝阳上亢型25例,占比22.7%;脾气虚弱型17例,占比15.5%;脾失健运型17例,占比15.5%;心神不宁型13例,占比11.8%;心神失养型12例,占比10.9%;脾胃失调型12例,占比10.9%;气阴两虚型10例,占比9.1%;肺气失清型10例,占比9.1%;脾肾两虚型8例,占比7.3%。其中,根据辨证分型进行同类项合并,故脾气虚弱还包括心脾两虚、气血亏虚不足,气阴两虚还包括心之气阴两虚。具体数据见表3-3。

表3-3　高血压辨证分型及比例

辨证分型	病例数/例	比例/%	辨证分型	病例数/例	比例/%
肝肾阴虚	58	52.7	心神不宁	13	8.2
肝肾不足	30	26.4	脾胃失调	12	10.0
肝阳上亢	25	20.0	心神失养	12	10.0
脾失健运	17	14.5	气阴两虚	10	7.3
脾气虚弱	17	14.5	肺气失清	10	8.2
阴虚肝旺	24	19.1	脾肾两虚	8	7.3

注:1例病例可同时出现2种及以上证型。

（2）高血压症状分析结果　大部分高血压患者的饮食、大小便、精神、睡眠状况较好(占比≥60.0%),主要症状最多的是头昏头痛(占比75.5%),其次是口干喜饮(占比47.3%),这与前面分析的肝肾阴虚证型占比最高有较密切的关系。占比≥20.0%的症状依次为夜寐欠安(38.2%)、肢体疼痛(30.9%)、目糊眼花(29.1%)、头晕目眩(26.4%)、大便溏薄(25.5%)、耳鸣耳聋(23.6%)、神疲乏力(20.9%)。占比<20.0%的症状有中脘不适(19.1%)、口苦咽干(11.8%)、大便干结(11.8%)、胸闷胸痛(10.9%)。占比<10.0%的症状有夜尿频仍、心悸、咳嗽咳痰、汗出潮热、夜寐不安、畏寒欠温。具体数据见表3-4。

表3-4　高血压症状及比例

症状	病例数/例	比例/%	症状	病例数/例	比例/%
纳食尚馨	106	96.4	耳鸣耳聋	26	23.6
小便正常	100	90.9	神疲乏力	23	20.9
精神尚可	87	79.1	中脘不适	21	19.1
头昏头痛	83	75.5	口苦咽干	13	11.8
大便正常	69	62.7	大便干结	13	11.8
夜寐尚安	66	60.0	胸闷胸痛	12	10.9
口干喜饮	52	47.3	夜尿频仍	10	9.1
夜寐欠安	42	38.2	心悸	10	9.1
肢体疼痛	34	30.9	咳嗽咳痰	9	8.2
目糊眼花	32	29.1	汗出潮热	8	7.3
头晕目眩	29	26.4	夜寐不安	7	6.4
大便溏薄	28	25.5	畏寒欠温	3	2.7

注:1例病例可同时出现2种及以上症状。

　　其中,根据症状性质进行同类项合并,故头昏头痛还包括头胀,口干喜饮还包括口干见燥,夜寐欠安还包括夜寐多梦、夜寐不安、入睡困难、夜寐易醒,肢体疼痛包括腰腿酸痛、腰酸背痛、肩背拘急、双膝酸软、双下肢关节疼痛、足趾红肿、左下肢隐痛、四肢酸楚等症,目糊眼花还包括两目干涩,大便溏薄还包括大便次数增多,神疲乏力还包括嗜睡、精神欠振,中脘不适还包括中脘见痛、中脘作胀、左少腹隐痛、嗳气、右胁下不适感、叹息等症,大便干结还包括大便不畅,汗出潮热还包括夜汗出、五心烦热,夜寐不安还包括夜寐不佳、夜寐差,畏寒欠温包括畏寒、四肢欠温。

表3-5 高血压舌脉及比例

舌象	病例数/例	比例/%	脉象	病例数/例	比例/%
舌质红	57	51.8	脉细弦	67	60.9
舌质胖	13	11.8	脉细	34	30.9
舌质偏红	12	10.9	脉沉细	7	6.4
舌质淡暗	9	8.2	脉细滑	4	3.6
舌边齿痕	9	8.2			
舌质中裂	4	3.6			
舌苔薄白	80	72.7			
舌苔薄	14	12.7			
舌苔薄腻	10	9.1			
舌苔薄黄	8	7.3			

注:1例病例可同时出现2种及以上类型。

其中,舌质淡暗包括舌质淡、舌质偏暗、舌质暗,舌质胖还包括舌质偏胖,舌苔薄腻还包括舌苔薄黄腻、舌苔薄白腻;脉细弦还包括脉弦。

综上所述,高血压患者出现的占比≥60.0%的症状,可认为是高血压的主要特征性症状,包括头昏头痛,饮食、大小便、精神、睡眠状况较好,舌质红、苔薄白、脉细弦。可兼见占比≥20.0%的症状,有口干喜饮、夜寐欠安、肢体疼痛、目糊眼花、头晕目眩、大便溏薄、耳鸣耳聋、神疲乏力、脉细。

(3)高血压治法分析结果　1例病例可同时出现2种及以上治法。在治法中,补肾填精占100.0%,其次是滋补肝肾,占比为64.5%,与证型分析相应。占比≥10.0%的治法依次为平肝(56.4%)、健脾化湿(50.0%)、养阴(44.5%)、益气(33.6%)、宁心安神(21.8%)、补益肝肾(15.5%)、疏肝理气(13.6%)、养心安神(13.6%)、和胃(11.8%)。另外,还有清肺润肺(9.1%)、潜阳(6.4%)、养血活血通络(6.4%),三者是针对相应的兼夹症的治疗方法。具体数据见表3-6。

表3-6　高血压治法及比例

治法	病例数/例	比例/%	治法	病例数/例	比例/%
补肾填精	110	100.0	补益肝肾	17	15.5
滋补肝肾	71	64.5	疏肝理气	15	13.6
平肝	62	56.4	养心安神	15	13.6
健脾化湿	55	50.0	和胃	13	11.8
养阴	49	44.5	清肺润肺	10	9.1
益气	37	33.6	潜阳	7	6.4
宁心安神	24	21.8	养血活血通络	7	6.4

注:1例病例可同时应用2种及以上治法。

故可认为祝师膏方辨治高血压的主要治法为补肾填精、滋补肝肾、平肝、健脾化湿,兼用养阴、益气、宁心安神等治法。

（4）高血压使用中药分析结果　使用比例≥80.0％的中药有补肾填精的阿胶(94.5％)、龟甲胶(91.8％)、黑芝麻(81.8％)、胡桃肉(81.8％),补益肝肾的枸杞子(86.4％),健脾利湿的茯苓(82.7％),养阴并矫味的冰糖(81.8％)。具体数据见表3-7。

表3-7　治疗高血压的中药及比例(使用比例≥80.0％)

中药	病例数/例	比例/%	中药	病例数/例	比例/%
阿胶	104	94.5	冰糖	91	81.8
龟甲胶	101	91.8	黑芝麻	90	81.8
枸杞子	95	86.4	胡桃肉	90	81.8
茯苓	91	82.7			

使用比例50.0％～79.9％的中药有健脾的山药、莲子肉,平肝的天麻、白芍,滋阴补血的石斛、制首乌、麦冬、生地黄、桑椹,补肝肾的杜仲。具体数据见表3-8。

表3-8 治疗高血压的中药及比例（使用比例50.0%～79.9%）

中药	病例数/例	比例/%	中药	病例数/例	比例/%
山药	82	74.5	制首乌	69	62.7
莲子肉	80	72.7	杜仲	63	57.3
天麻	72	65.5	麦冬	62	56.4
白芍	71	64.5	生地黄	62	56.4
石斛	69	62.7	桑椹	59	53.6

因此可认为，祝师使用膏方治疗高血压的基本方为阿胶、龟甲胶、黑芝麻、胡桃肉、枸杞子、茯苓、冰糖、山药、莲子肉、天麻、白芍、石斛、制首乌、麦冬、生地黄、桑椹、杜仲等。

使用比例20.0%～49.9%的中药最多，包括补肾填精的鹿角胶、鳖甲，滋补肝肾的天冬、山茱萸，健脾的炒党参、炒白术、炒薏苡仁、灵芝孢子粉、大枣，平肝的石决明、钩藤、磁石、决明子、白菊花，补益肝肾的桑寄生、潼蒺藜，理气的砂仁、木香、佛手、绿梅花，益气养阴的太子参、西洋参、黄芪，清泻相火的泽泻，养心安神的灯心草、夜交藤、炒酸枣仁、柏子仁。具体数据见表3-9。

表3-9 治疗高血压的中药及比例（使用比例20.0%～49.9%）

中药	病例数/例	比例/%	中药	病例数/例	比例/%
天冬	52	47.3	黄芪	31	28.2
石决明	54	49.1	炒薏苡仁	31	28.2
山茱萸	53	48.2	夜交藤	31	28.2
炒白术	51	46.4	炒酸枣仁	30	27.3
桑寄生	50	45.5	白菊花	29	26.4
砂仁	48	43.6	鳖甲	27	24.5
钩藤	44	40.0	佛手	26	23.6
太子参	40	36.4	绿梅花	26	23.6
鹿角胶	37	33.6	炒党参	25	22.7
灵芝孢子粉	36	32.7	潼蒺藜	24	21.8
西洋参	34	30.9	磁石	24	21.8

续表

中药	病例数/例	比例/%	中药	病例数/例	比例/%
木香	34	30.9	决明子	23	20.9
泽泻	33	30.0	柏子仁	23	20.9
灯心草	32	29.1	大枣	22	20.0

注:1例病例可同时应用2种及以上中药。

使用比例8.0%～19.9%的中药有补益肝肾的巴戟肉、炒续断、熟地黄、菟丝子、覆盆子、淮牛膝,养阴生津的天花粉、玄参、玉竹、南沙参,宁心安神的珍珠母、龙齿、远志、五味子,理气的佛手、炒枳壳、厚朴、陈皮,大补元气的生晒参,安神解郁的合欢皮、郁金,养血活血的当归,润肺止咳的百部,利尿消肿的玉米须,开窍化痰的石菖蒲,活血降脂的生山楂,矫味的木糖醇等。具体数据见表3-10。

表3-10 治疗高血压的中药及比例(使用比例8.0%～19.9%)

中药	病例数/例	比例/%	中药	病例数/例	比例/%
佛手	21	19.1	熟地黄	16	14.5
巴戟肉	20	18.2	玄参	15	13.6
菟丝子	19	17.3	生山楂	15	13.6
天花粉	19	17.3	珍珠母	14	12.7
覆盆子	19	17.3	木糖醇	14	12.7
淮牛膝	19	17.3	远志	13	11.8
石菖蒲	19	17.3	玉竹	11	10.0
炒续断	18	16.4	生晒参	11	10.0
合欢皮	18	16.4	陈皮	11	10.0
龙齿	18	16.4	南沙参	10	9.1
炒枳壳	18	16.4	当归	9	8.2
五味子	16	14.5	百部	9	8.2
郁金	16	14.5	玉米须	9	8.2
厚朴	16	14.5			

3.3.4 小 结

3.3.4.1 高血压病因病机

祝师认为,高血压发病乃是肾失封藏、真阴亏耗、脾失健运、肝失疏泻所致;在病机上具有久病多虚、久病及肾、久病入络、久病致郁、久郁生痰等特点;高血压总体属于虚实夹杂的疾病。

3.3.4.2 运用膏方治疗高血压的优势

膏方具有补虚和疗疾两个方面的作用,比较适合治疗高血压这种虚实夹杂的慢性病。膏方具有滋补、调养兼治疗作用,在治病纠偏、改善体质方面发挥着独特的功用。因此,膏方对高血压患者因病致虚、因虚致病的慢性、顽固性、消耗性疾病的防治及调养有着显著的疗效。

3.3.4.3 归纳分析祝光礼高血压膏方辨证论治规律

主要辨证分型:肝肾阴虚、肝阳上亢、肝肾不足、心神不宁。

高血压主要症状:头昏头痛,饮食、大小便、精神、睡眠状况较好,舌质红、苔薄白、脉细弦,可兼见口干喜饮、夜寐欠安、肢体疼痛、目糊眼花、头晕目眩、大便溏薄、耳鸣耳聋、神疲乏力、脉细。

主要治法:补肾填精、滋补肝肾、养阴、健脾、益气、宁心安神。

用药基本方:阿胶、龟甲胶、黑芝麻、胡桃肉、枸杞子、茯苓、冰糖、山药、莲子肉、天麻、白芍、石斛、制首乌、麦冬、生地黄、桑椹、杜仲等。

3.4 高血压膏方常用方选

3.4.1 天麻钩藤饮

主症:头昏头痛,心烦少寐,面红潮热,目眩耳鸣,口干,脉弦或弦细,舌质红,苔白或黄。

治则:平肝潜阳,补益肝肾。

具体药物:

天麻 9g　　　钩藤[后下] 15g　　　白芍 15g　　　桑寄生 15g

龙骨[先煎] 15g　　石决明[先煎] 15g　　白菊花 10g　　决明子 15g

生地黄 15g　　牡蛎[先煎] 15g　　夜交藤 30g　　淮牛膝 15g

枸杞子 15g　　制首乌 12g

加减:夜寐欠安可加用炒酸枣仁、柏子仁、淮小麦等;兼见肝旺脾弱可加用炒白术、茯苓、炒薏苡仁健脾,砂仁、绿梅花、大枣和胃;耳鸣耳聋加用磁石、石菖蒲;兼肾虚可加用桑椹、潼蒺藜、杜仲。

出处:原方出自《中医内科杂病证治新义》[34]。

3.4.2　镇肝熄风汤

主症:头目眩晕,心中烦热,肢体麻木,目胀耳鸣,脉弦长有力,舌质红,苔少。

治则:镇肝熄风。

具体药物:

淮牛膝 15g　　玄参 12g　　　白芍 15g　　　天冬 12g

龙骨[先煎] 15g　　牡蛎[先煎] 15g　　钩藤[后下] 15g　　白菊花 15g

生地黄 15g　　茯苓 15g　　　橘络 5g　　　僵蚕 12g

丝瓜络 12g　　络石藤 15g

加减:夜寐欠安可加用炒酸枣仁、柏子仁、淮小麦等;兼见肝旺脾弱可加用炒白术、炒薏苡仁健脾,砂仁、大枣和胃;耳鸣耳聋加用磁石、石菖蒲。

出处:原方出自《医学衷中参西录》[32]。

3.4.3　一贯煎合杞菊地黄汤

主症:头目眩晕,目糊干涩,耳鸣耳聋,胸胁胀满,失眠多梦,口干咽燥,脉细略数,舌红少苔。

治则:滋阴柔肝。

具体药物:

北沙参12g　　麦冬12g　　当归12g　　枸杞子15g

生地黄15g　　川楝子12g　　石斛[先煎]12g　　山药15g

制首乌9g　　山茱萸12g　　茯苓15g　　泽泻12g

加减:可酌加炒白术、陈皮健脾,白芍柔肝;夜寐欠安可加用柏子仁、夜交藤、淮小麦等养心安神;乏力神疲可加用太子参益气养阴,熟地黄补养阴血。夜尿频多,腰酸脚软,则需补肾益精,可合用五子衍宗丸。

出处:一贯煎原方出自《续名医类案》[35],杞菊地黄汤出自《小儿药证直诀》[36]。

3.4.4　半夏白术天麻汤合温胆汤

主症:头重如蒙,头昏眩晕,口淡乏味,虚烦不宁;胸闷恶心,食少多寐;脉弦滑或濡,舌淡苔白腻。

治则:燥湿祛痰,健脾和胃。

具体药物:

姜半夏9g　　陈皮6g　　　茯苓15g　　炒枳壳6g

竹茹12g　　炒白术12g　　天麻9g　　炒党参12g

佩兰12g　　炒薏苡仁15g　　莲子15g　　砂仁[后下]3g

加减:痰多加用郁金、石菖蒲,湿重加炒苍术、佩兰;化热加用黄芩、焦山栀;夜寐不安选用炒酸枣仁、远志、夜交藤、秫米;头晕目眩,头重脚轻可酌加钩藤、龙骨、牡蛎、石决明。

出处:半夏白术天麻汤原方出自《医学心悟》[37],温胆汤原方出自《三因极一病证方论》[4]。

3.5　膏方治疗高血压医案

【医案一】

患者,顾某,男,55岁,2015年11月就诊。

病史：有高血压病史5年。自诉秋冬季节血压控制不稳定,时感头晕且痛,偶耳鸣腰酸,口干喜饮,有时进食感饱胀,纳寐可,脉沉细,舌质红,苔薄白。

病机：肝肾阴亏,肝阳上亢。

治法：养阴滋肾平肝。

方药：

枸杞子250g	茯苓250g	桑寄生200g	西洋参60g
生地黄200g	桑椹200g	杜仲200g	白菊花90g
山萸萸120g	制首乌200g	磁石200g	佛手60g
山药250g	钩藤200g	石菖蒲200g	炒薏苡仁90g
天冬200g	麦冬200g	莲子肉250g	

辅料：

阿胶250g	龟甲胶200g	鹿角胶200g	黑芝麻250g
胡桃肉250g	黄酒250ml	冰糖250g	

上述药物炼成膏,早晚各服一勺,开水冲服。

2016年初复查,诉服用膏方后头晕头痛症状明显好转,耳鸣腰酸症状较前减轻,自我监测血压正常,无特殊不适。门诊随访半年,病情缓解,未再反复。

按语：本例患者年过半百,肝肾不足,阴不敛阳,肝阳偏亢,上扰头目;故证见头晕头痛、耳鸣腰酸、口干喜饮,治疗当以滋水涵木、平调阴阳为基本大法。方中取杞菊地黄丸合天麻钩藤饮加减,共奏滋水涵木、平肝潜阳之效。磁石配石菖蒲,两药合用,一镇一开,以增加益肾平肝、聪耳明目之功。西洋参、天冬、麦冬、桑椹、制首乌共同益气养血,调补阴阳。根据患者进食易饱胀,考虑乃木旺克土,脾气虚弱,加入佛手、炒薏苡仁、莲子肉等理气化痰、健脾消食之药,一则健脾培土,二则为防补益药之滋腻碍脾,使全方补而不滞、滋而不腻。

【医案二】

患者,程某,男,47岁,2017年12月就诊。

病史:有高血压病史2年。偶有头晕,平素大便溏烂,纳谷尚馨,夜寐欠安,既往有慢性胃炎病史,脉细弦,苔薄白。

病机:脾失健运,肝肾不足。

治法:健脾和胃,佐平肝宁心安神。

方药:

炒党参250g	郁金60g	山药250g	砂仁60g
茯苓200g	厚朴60g	炒白术200g	莲子肉250g
大枣60g	炒薏苡仁200g	天麻200g	枸杞子250g
白芍250g	钩藤200g	桑椹200g	夜交藤200g
合欢皮120g	远志60g	黄芪200g	佛手60g
石斛200g			

辅料:

阿胶250g	龟甲胶200g	鹿角胶200g	黑芝麻250g
胡桃肉250g	黄酒250ml	冰糖250g	

上述药物炼成膏,早晚各服一勺,开水冲服。

按语:《医学从众录》[8]云:"风生必夹木势而克土。"患者脾土为肝木所不胜,下元亏虚,肝木失其条达,土木为仇,肝木横犯,脾土首当其冲。故仲景有"见肝之病,知肝传脾,当先实脾"之旨。方中取参苓白术散合天麻钩藤饮加减,既健脾益气,化痰除湿,使得脾土健旺,肝木无所乘侮,又平肝潜阳,补益肝肾。夜交藤、合欢皮、远志三药合用,共奏养心安神之功。佛手、石斛以畅脾气,益胃阴。龟甲胶凉润,鹿角胶温热,阿胶甘平,以平调阴阳。全方共奏健脾和胃、佐平肝宁心安神之功。

【医案三】

患者,王某,男,47岁,2018年11月就诊。

病史:有高血压病史3年。头昏目糊,口干喜饮,夜寐欠安,大便烂,脉细弦,苔薄黄,舌质红。

病机:肾水亏虚,肝阳上亢,兼脾胃气虚。

治法:平肝补肾,佐理气健脾。

方药:

天麻200g	钩藤200g	石决明250g	白菊花90g
生地黄200g	陈皮60g	山药200g	茯苓200g
炒白术200g	炒薏苡仁200g	莲子肉250g	天、麦冬^各200g
砂仁60g	桑椹200g	制首乌200g	潼蒺藜250g
夜交藤200g	绿梅花60g	杜仲200g	桑寄生250g
大枣60g	石斛200g		

辅料:

阿胶250g　　龟甲胶200g　　黑芝麻250g　　胡桃肉250g

黄酒250ml　　冰糖250

上述药物炼成膏,早晚各服一勺,开水冲服。

按语:《临证指南医案》[10]曰:"水亏不能涵木,厥阳化风鼓动,烦恼阳升,病斯发矣。"患者下元亏虚,膏方善于滋补,肾水渐旺,则可濡润肝体,涵养肝阳,肝木复其条达,自不上犯清空,眩晕得治。方中天麻钩藤饮加减,合白菊花、生地黄、二冬、桑椹、制首乌、潼蒺藜,填补肝肾阴虚以潜降上亢之肝阳。再加用山药、茯苓、炒白术、炒薏苡仁、莲子肉、砂仁、绿梅花、陈皮、大枣、石斛,诸药合用,共奏健脾化湿、理气和胃之功,使得脾土健旺,肝木无所乘侮。龟甲胶凉润,阿胶甘平,取血肉有情之品峻填下元。全方共奏平肝补肾、健脾安神之功。

3.6 滋补肝肾膏方治疗高血压肝肾阴虚证疗效及安全性的临床观察

3.6.1 对象和方法

3.6.1.1 临床资料

（1）病例来源　2012—2014年祝师门诊高血压患者中辨证为肝肾阴虚证,符合下列条件,自愿进入本临床观察者,在签署知情同意书后,根据患者选择,实验组以常规治疗方案加膏方治疗,共入组55例;对照组只以常规方案治疗,共入组45例。

（2）纳入标准　纳入标准如下:①年龄40～75岁,男女不限;②符合高血压的诊断标准;③符合肝肾阴虚证的诊断标准;④病例资料记录完整;⑤肝肾阴虚中医证候评分积分≥15分;⑥患者同意接受检查以及治疗。

高血压的诊断标准[38]为成年人（年龄≥18岁）凡在未服用降压药物情况下和安静状态下,非同日血压至少测量3次,体循环动脉收缩压≥140mmHg（1mmHg=0.133kPa）和（或）舒张压≥90mmHg;24小时动态血压平均值高于130/80mmHg或家庭自测血压值高于135/85mmHg。仅收缩压≥140mmHg,而舒张压不高者,称为单纯收缩性高血压。同理,若舒张压≥90mmHg,而收缩压<140mmHg,则称为舒张性高血压。

肝肾阴虚证的诊断标准为根据《中医内科学》[39]制定的中医肝肾阴虚证候判断标准:视力减退,双目干涩,心烦口干,耳鸣眩晕,少寐健忘,腰膝酸软,颜面潮红,舌红苔薄,脉弦细。

根据肝肾阴虚证的诊断标准,结合祝师膏方辨证分类的症状关联性分析结果,制定肝肾阴虚中医证候评分标准:①头昏头痛、口干喜饮、肢体疼痛各计3分;②目糊眼花、耳鸣耳聋、头晕目眩各计2分;③大便正常、夜寐尚安或夜寐欠安、纳食尚馨、小便正常各计1分;④舌质红、苔薄白、脉细弦各计2分,脉细计1分。

（3）排除标准　排除标准如下:①收缩压≥180mmHg和（或）舒张压≥

110mmHg；②24小时动态血压平均收缩压≥160mmHg和（或）平均舒张压≥100mmHg；③有严重肺、肝、肾、脑功能衰竭以及严重的糖尿病和出血性疾病；④有由高血压急症、严重肝肾等重要脏器功能衰竭等疾病导致的急性心力衰竭；⑤凡能导致病死率升高的因素，如不稳定型心绞痛、急性心肌梗死、梗阻性肥厚型心肌病、未修补的瓣膜病、缩窄性心包炎、心脏压塞、肺栓塞、有明显感染者，以及高血压危象等，均不宜入选。

3.6.1.2　方　法

（1）研究方法　研究方法为前瞻性非随机对照研究。

（2）治疗方案　对照组采用优化的常规高血压治疗方案：根据血压情况选用钙拮抗剂±血管紧张素转换酶抑制剂（angiotensin converting enzyme inhibitor，ACEI）或血管紧张素Ⅱ受体阻滞剂（angiotensin Ⅱ receptor blocker，ARB）；实验组在优化的常规高血压治疗方案基础上，加用滋补肝肾中药膏方1剂。

（3）膏方基本方、功效说明及服用方法　基本方：① 枸杞子、山药、天冬、制首乌、生地黄、山茱萸、肉苁蓉、桑椹，滋补肝肾；②黄芪、茯苓、灵芝孢子粉、莲子肉、炒白术，健脾助运；③天麻、白菊花、白芍、石决明、钩藤，平肝潜阳；④西洋参、太子参、石斛、麦冬，益气养阴；⑤砂仁、绿梅花、木香，理气疏肝，桑寄生、杜仲补益肝肾，泽泻清泻相火，夜交藤交通阴阳；⑥阿胶、龟甲胶、鳖甲胶、鹿角胶、胡桃肉、黑芝麻，补肾填精，冰糖、黄酒矫味。膏方1600g，每次20g，每日2次，开水烊化，早晚空腹时服用。

（4）观察指标

1）一般情况　一般情况包括：①性别、年龄；②高血压病程；③高血压的并发症及伴发症。

2）有效性指标

①主要指标　动态血压监测（ambulatory blood pressure monitoring，ABPM）：24小时、清醒状态、睡眠状态收缩压（systolic blood pressure，SBP）与舒张压（diastolic blood pressure，DBP）平均值，晨峰SBP、DBP均值，SBP、DBP

血压平滑指数(smoothness index, SI)及血压变异性(blood pressure variation, BPV)。

②次要指标　中医症候积分评分、生存质量评分。具体评分表见后。

3）安全性指标

①代谢指标　血脂,包括甘油三酯(triglyceride, TG)、总胆固醇(total cholesterol, TC)、低密度脂蛋白胆固醇(low density lipoprotein cholesterol, LDL-C)、高密度脂蛋白胆固醇(high density lipoprotein cholesterol, HDL-C)、空腹血糖(glucose, Glu)、血尿酸(uric acid, UA)。

②血、尿常规　血常规包括白细胞(white blood cell, WBC)、红细胞(red blood cell, RBC)、血红蛋白(hemoglobin, Hb)、血小板(platelet, PLT)。尿常规包括尿红细胞、尿蛋白。

③肝、肾功能　肝功能包括丙氨酸转氨酶(alanine aminotransferase, ALT)、天冬氨酸转氨酶(aspartate aminotransferase, AST)。肾功能包括血尿素氮(blood urea nitrogen, BUN)、肌酐(serum creatinine, SCr)。

4）不良事件的记录　研究者对临床观察期间可能出现的心动过速、皮疹、呼吸困难等过敏反应,头晕、头痛、恶心呕吐、呃逆、震颤等不良事件应如实记录并处理,同时判断是否与研究使用的药物有关。

5）观察时点　①治疗前:观察病例动态血压、症状、血常规、尿常规、血脂、血糖、尿酸、肝肾功能;观察病例的症状评分、生存质量评分。②治疗后1年:观察病例动态血压、症状、血常规、尿常规、血脂、血糖、尿酸、肝肾功能;观察病例的症状评分、生存质量评分;记录药物不良反应事件。

(5)指标检测方法

1)主要仪器以及试剂

动态血压90217A-18(太空医疗仪器公司,英国);Sysmex XE-2100型血细胞分析仪(东亚公司,日本);GEB600尿干化学分析仪(高尔宝,广州);OLYMPUS AU-2700全自动生化分析仪(Olympus,日本)。

2）标本的测定

抽取静脉血2ml×2管，用乙二胺四乙酸二钠（ethylenediaminetetraacetic acid disodium salt，EDTA-Na₂）（1.5mg/ml）防凝，充分混匀，分别进行血常规及血生化测定，所有标本在2小时内完成检测。留取新鲜尿液，进行尿常规测定。

24小时动态血压监测分为清醒状态（6：00—22：00）和睡眠状态（22：00—次日6：00），记录每小时平均SBP、DBP。对治疗后的两组高血压患者均进行24小时动态血压监测，以计算如下参数：①清醒状态（醒态）下的平均SBP、DBP。②睡眠状态（眠态）下的平均SBP、DBP。③24小时平均SBP、DBP[34-38]。④晨峰平均SBP、DBP（晨峰定义为6：00—8：00）。⑤24小时SBP、DBP变异性，包括收缩压变异性（systolic blood pressure variability，SBPV）、舒张压变异性（diastolic blood pressure variability，DBPV）。BPV以24小时动态血压监测得到的血压的标准差表示。⑥24小时SBP、DBP均值的血压平滑指数，包括收缩压血压平滑指数（systolic blood pressure smoothness index，SBPSI）、舒张压血压平滑指数（diastolic blood pressure smoothness index，DBPSI）。SI以全天24小时内，每小时血压变化值的均值与标准差的比表示（SI＝ΔH/SD）。

3）中医症候积分评分标准、生存质量评分标准以及疗效判定标准[21,40]

①中医症候积分评分标准 症状系别归属、程度分级评分方法：根据资料收集到的所有症状性质归属五脏系别进行归类，根据症状轻重程度进行分级评分。由于舌象多见质红、淡红，苔薄、薄白，脉象多见脉弦、脉细弦，区别不大，考虑为高血压共性所致，故未纳入评分。具体评分方法见表3-11。

表3-11　高血压症状中医症候积分评分标准

系别	症状	评分标准				
		5分	4分	3分	2分	1分
肝	头昏	重度	中度	轻度	偶有	无
	头痛	重度	中度	轻度	偶有	无
	头胀	重度	中度	轻度	偶有	无
	眩晕	重度	中度	轻度	偶有	无
	目糊眼花	目糊眼花	目糊干涩	两目干涩	偶有	无
	肢体疼痛	腰背酸痛	腿膝酸痛	肩背拘急	双膝四肢酸软	无
心	心悸	重度	中度	轻度	偶有	无
	胸闷	重度	中度	轻度	偶有	无
	胸痛	重度	中度	轻度	偶有	无
	睡眠	差、不佳	易醒、入睡困难	不安、多梦	欠安	尚可
脾	饮食	腹痛	胀气嗳气	中脘不适	纳食欠馨	纳食尚馨
	大便干结	大便干结	大便不畅	轻度	偶有	正常
	大便溏薄	大便溏薄	大便溏烂	大便易溏	次数增多	正常
	肥胖	有——3分			无——1分	
肺	咳嗽	咳嗽气急	活动后气急	咳嗽咳痰	咳嗽少痰	无
	热感	汗出	夜汗出	潮热	五心烦热	无
	畏寒	畏寒	恶寒	畏风	四肢欠温	无
肾	口干口苦	口苦咽干	口干口苦	口干见燥	口干喜饮	无
	耳鸣耳聋	重度	中度	轻度	偶有	无
	精神	嗜睡	神疲	乏力	精神欠振	精神正常
	小便	小便淋漓	小便不畅	夜尿频仍	夜尿增多	小便正常
	衰老	记忆力衰退	记忆力减退	性欲减退	体力减退	无

②36条简明健康状况量表(Short form 36 Questionnaire, SF-36)　生存质量量表采用SF-36,具体见附件。

SF-36由36个问题组成,根据问题回答并通过下列方法计算,分别得出相应评分。

（a）生理功能（physiological function，PF）：由问题3.1—3.10（3-12）反映，PF＝（得分－10）×5。

（b）生理职能（role physical，RP）：由问题4.1—4.4（13-16）反映，RP＝（得分－4）×25。

（c）躯体疼痛（body pain，BP）：由问题7,8（21,22）反映，BP＝（得分－2）×10。

（d）一般健康状况（general health，GH）：由问题1（1),2(2),11(33-36)反映，GH＝（得分－5）×5。

（e）精力（vitality，VT）：由问题9.1; 9.5; 9.7; 9.9（23,27,29,31）反映，VT＝（得分－4）×5。

（f）社会功能（social function，SF）：由问题6; 10（20,32）反映，SF＝（得分－2)/8×100;

（g）情感职能（role emotion，RE）：由问题5（17-19）反映，RE＝（得分－3)/3×100;

（h）精神健康（mental health，MH）：由问题9.2;9.3;9.4; 9.6; 9.8（24,25,26,28,30）反映，MH＝（得分－5)/25×100。

③疗效评价标准

（a）显效：血压（24小时平均SBP/DBP下降≥10/5mmHg）、临床症状、生存质量明显改善，证候积分减少超过70%。

（b）有效：血压（24小时平均SBP/DBP下降≥4/2mmHg）、临床症状、生存质量均有好转，证候积分减少超过30%。

（c）无效：血压（24小时平均SBP/DBP下降≤4/2mmHg或无明显下降）、临床症状、生存质量无明显改善，甚或加重，证候积分减少低于30%。

（d）加重：血压（24小时平均SBP/DBP升高）、临床症状、生存质量均有加重，证候积分减少低于0。

（6）统计学方法　计量资料用$\bar{x}\pm s$表示，采用t检验进行比较；计数资料采用秩和检验或卡方检验（x^2)。$P<0.05$为有显著性差异，$P<0.01$为有非

常显著性差异。

3.6.2　结　果

3.6.2.1　病例资料

（1）一般情况　实验组服用膏方半量以上并完成随访者52例,服用膏方不到半量者3例,其中1例因面部出现痤疮而停用,2例因腹泻停用。最终实验组(before therapy by cream formula,Tb)收集到完整病例52例,其中男性37例,女性15例,年龄40～75岁,平均年龄为56.20岁。对照组(before control,Cb)完成随访40例,失访5例,失访者均为外地病例,不能完成复查;其中男性30例,女性10例,年龄40～75岁,平均年龄为54.86岁。Tb组与Cb组比较,性别、年龄分布的差异没有统计学意义;两组病程长短比较,差异有统计学意义($P<0.05$)。具体数据见表3-12至表3-14。

表3-12　两组研究对象性别分布

组别	病例数/例	男性/例	女性/例	P
Cb组	40	30	10	0.814
Tb组	52	37	15	

表3-13　两组研究对象年龄分布

组别	病例数/例	40～59岁/例	60～69岁/例	70～75岁/例	P
Cb组	40	28	9	3	0.386
Tb组	52	33	12	7	

表3-14　两组研究对象病程比较($\bar{x}\pm s$)

组别	病例数/例	病程/年
Cb组	40	6.18±3.51
Tb组	52	4.02±3.39*

注:与Cb组比较,*$P<0.05$。

（2）治疗前并发症及伴发症发生情况　Tb组合并糖尿病9例,合并血脂异常11例,合并冠心病2例,合并心律失常12例,合并脂肪肝3例,合并睡眠障碍29例(1名病例可同时出现2种及以上合并情况);Cb组40名病例中,合并糖尿病6例,合并血脂异常9例,合并冠心病3例,合并心律失常6例,合并脂肪肝2例,合并睡眠障碍16例。Tb组与Cb组均有不同程度的头昏、头晕、心悸等症状。Tb组与Cb组比较,合并糖尿病、血脂异常、冠心病、脂肪肝分布均没有区别,差异没有统计学意义(P＞0.05);合并心律失常及睡眠障碍增多,差异有统计学意义(P＜0.05)。具体数据见表3-15。

表3-15　两组研究对象并发症及伴发症发生情况

组别	病例数/例	糖尿病/例	血脂异常/例	冠心病/例	心律失常/例	脂肪肝/例	睡眠障碍/例
Cb组	40	6	9	2	6	2	16
Tb组	52	9	11	3	12*	3	29*

注:与Cb组比较,*P＜0.05。

（3）治疗前两组相关指标比较　根据治疗前血尿常规、血脂、血糖、血尿酸、肝肾功能、动态血压监测结果,两组临床资料之间具有可比性(P＞0.05)。症状评分:肝系、心系、脾系、肺系症状评分,两组临床资料之间具有可比性(P＞0.05);肾系症状评分,Tb组较Cb组明显升高,差异有统计学意义(P＜0.05)。生存质量评分:PF、RP、RE,两组临床资料之间具有可比性(P＞0.05);GH、VT、MH:Tb组较Cb组明显降低,差异有统计学意义(P＜0.01);SF,Tb组较Cb组降低,差异有统计学意义(P＜0.05)。具体数据见表3-17。

3.6.2.2　治疗后观察结果

观察治疗后实验组(after therapy by cream formula,Ta)、对照组(after control,Ca)的症状评分、生存质量评分、血尿常规、血脂、血糖、血尿酸、肝肾功能、动态血压监测结果,并记录不良反应事件。

（1）两组病例症状改善程度　肝系症状评分：Ca组与Cb组、Tb组比较没有区别,差异无统计学意义（$P>0.05$）；Ta组与Cb组、Tb组相比明显减低,差异有统计学意义（$P<0.01$）,且较Ca组减低,差异有统计学意义（$P<0.05$）。肾系症状评分：Ca组与Cb组相比明显增高,差异有统计学意义（$P<0.01$）；Ca组与Tb比较没有区别,差异无统计学意义（$P>0.05$）；Ta组较Ca组明显降低,差异有统计学意义（$P<0.01$）；Ta组与Cb组、Tb组比较没有区别,差异无统计学意义（$P>0.05$）。其余心系、脾系、肺系症状评分等,四组组间比较均没有区别,差异无统计学意义（$P>0.05$）。具体数据见表3-16。

表3-16　两组治疗前后症状对比

组别	Cb组	Tb组	Ca组	Ta组
病例数/例	40	52	40	52
肝系	10.35 ± 2.88	10.29 ± 3.86	9.80 ± 3.43	7.94 ± 2.21★★△△▲
心系	5.60 ± 2.43	6.13 ± 2.40	6.08 ± 2.69	5.42 ± 1.50
脾系	6.05 ± 2.34	5.38 ± 1.83	5.60 ± 1.68	5.56 ± 2.09
肺系	5.88 ± 1.02	6.31 ± 1.53	6.08 ± 1.53	6.10 ± 1.47
肾系	6.40 ± 1.32	7.17 ± 1.99★	7.90 ± 2.31★★	6.75 ± 1.55▲▲

注：与Cb组比较,★$P<0.05$,★★$P<0.01$；与Tb组比较,△$P<0.05$,△△$P<0.01$；与Ca组比较,▲$P<0.05$,▲▲$P<0.01$。

（2）SF-36改善情况　PF、RP、RE：Ca组、Ta组、Cb组、Tb组两两组间比较没有区别,差异无统计学意义（$P>0.05$）。BP：Ca组与Cb组相比升高,差异有统计学意义（$P<0.05$）；Ta组较Tb组比较没有区别,差异无统计学意义（$P>0.05$）；Ta组与Ca组比较没有区别,差异无统计学意义（$P>0.05$）。GH、VT、SF、MH：Ca组与Cb组相比明显增高,差异有统计学意义（$P<0.01$）；Ta组与Tb组比较没有区别,差异无统计学意义（$P>0.05$）；Ta组与Ca组比较没有区别,差异无统计学意义（$P>0.05$）。具体数据见表3-17。

表3-17　两组治疗前后SF-36生存质量评分对比

组别	Cb组	Tb组	Ca组	Ta组
病例数/例	40	52	40	52
PF	57.38±17.28	58.56±21.93	68.88±22.63	65.38±25.42
RP	73.75±30.46	69.23±33.07	70.00±30.59	73.08±32.03
BP	57.50±22.86	64.94±23.68	69.74±20.82*	73.12±21.10**
GH	82.38±18.26	72.02±17.36**	70.25±18.60**	74.04±18.71*
VT	59.25±21.02	46.92±21.65**	43.00±21.51**	49.23±22.22*
SF	74.60±25.16	63.46±23.92*	59.35±23.16**	64.19±25.54*
RE	69.35±28.63	68.12±32.97	69.35±30.54	69.38±32.23
MH	60.00±20.76	46.92±21.65**	43.00±21.51**	49.23±22.22*

注:与Cb组比较,*$P<0.05$,**$P<0.01$。

（3）动态血压监测结果　醒态平均SBP、24小时平均SBP、晨峰SBP均值:Ca组与Cb组相比明显升高,差异有统计学意义($P<0.01$);Ta组与Tb组比较没有区别,差异无统计学意义($P>0.05$);Ta组与Ca组相比明显降低,差异有统计学意义($P<0.01$)。眠态平均SBP:Ca组与Cb组相比升高,差异有统计学意义($P<0.05$);Ta组与Tb组比较没有区别,差异无统计学意义($P>0.05$);Ta组与Ca组相比降低,差异有统计学意义($P<0.05$)。SBPV:Ca组与Cb组、Ta与Tb组、Ta组与Ca组比较均没有区别,差异无统计学意义($P>0.05$)。SBPSI:Ca组与Cb组比较没有区别,差异无统计学意义($P>0.05$);Ta组与Tb组、Ta组与Ca组比较均降低,差异有统计学意义($P<0.05$)。

醒态平均DBP、24小时平均DBP:Ca组与Cb组相比明显升高,差异有统计学意义($P<0.01$);Ta组与Tb组、Ta组与Ca组相比明显降低,差异有统计学意义($P<0.01$)。眠态平均DBP:Ca组与Cb组相比明显升高,差异有统计学意义($P<0.01$);Ta组与Tb组比较没有区别,差异无统计学意义($P>0.05$);Ta组与Ca组相比明显降低,差异有统计学意义($P<0.01$)。晨峰DBP均值:Ca组与Cb组相比升高,差异有统计学意义($P<0.05$);Ta组较Tb组降

低,差异有统计学意义($P<0.05$);Ta组与Ca组相比明显降低,差异有统计学意义($P<0.01$)。DBPV:Ca组较Cb组升高,差异有统计学意义($P<0.05$);Ta组与Tb组、Ta组与Ca组相比没有区别,差异无统计学意义($P>0.05$)。DBPSI:Ca组与Cb组、Ta组与Tb组、Ta组与Ca组比较均没有区别,差异无统计学意义($P>0.05$)。具体数据见表3-18。

表3-18 两组治疗前后血压比较

组别	Cb组	Tb组	Ca组	Ta组
病例数/例	40	52	40	52
醒态平均SBP/mmHg	124.83±13.23	127.46±14.81	135.70±13.91**	124.68±15.34▲▲
眠态平均SBP/mmHg	118.95±12.40	121.37±12.75	126.13±12.07*	119.50±14.84▲
24小时平均SBP/mmHg	122.88±11.85	126.21±13.79	132.75±11.85**	123.16±16.64▲▲
晨峰SBP均值/mmHg	127.92±12.20	132.17±15.07	137.45±13.69**	128.63±16.39▲▲
SBPV/%	14.19±3.62	14.02±3.78	14.30±3.30	13.64±3.37
SBPSI	1.29±0.19	1.33±0.26	1.33±0.26	1.22±0.25△▲
醒态平均DBP/mmHg	69.68±10.45	73.19±10.33	77.60±10.19**	66.65±7.79△△▲▲
眠态平均DBP/mmHg	65.78±8.76	67.75±9.08	72.68±10.29**	64.10±6.16▲▲
24小时平均DBP/mmHg	68.48±9.09	71.54±9.36	75.55±9.61**	66.23±7.84△△▲▲
晨峰DBP均值/mmHg	72.64±10.51	75.42±10.65	79.63±9.35*	69.76±7.83△▲▲
DBPV/%	8.62±2.42	9.18±1.88	9.58±2.30*	9.10±1.83
DBPSI	1.26±0.23	1.31±0.25	1.27±0.27	1.29±0.28

注:与Cb组比较,*$P<0.05$,**$P<0.01$;与Tb组比较,△$P<0.05$,△△$P<0.01$;与Ca组比较,▲$P<0.05$,▲▲$P<0.01$。

（4）疗效评价　治疗后实验组与对照组相比较,根据血压、症候、生存质量评分,实验组的总有效率为92.3％,对照组的总有效率为75.0％,两组之间差异有统计学意义($P<0.05$)。具体数据见表3-19。

表3-19　两组病例治疗前后疗效对比

组别	病例数/例	显效/例	有效/例	无效/例	加重/例	总有效率/%
对照组	40	22	8	4	6	75.0
实验组	52	16	32	2	2	92.3[*]

注:与对照组比较,[*]$P<0.05$。

（5）治疗前后代谢指标对比　TG、TC、LDL-C、GLU、UA:Ca组、Ta组、Cb组、Tb组、两两组间比较均没有区别,差异无统计学意义($P>0.05$)。HDL-C:Ca组与Cb组相比降低,差异有统计学意义($P<0.05$);Ta组与Tb组比较没有区别,差异无统计学意义($P>0.05$);Ta组与Ca组相比明显升高,差异有统计学意义($P<0.01$)。GLU:Ca组与Cb组相比升高,差异有统计学意义($P<0.05$);Ta组与Tb组、Ca组比较没有区别,差异无统计学意义($P>0.05$)。具体数据见表3-20。

表3-20　两组治疗前后代谢指标对比

组别	Cb组	Tb组	Ca组	Ta组
病例数/例	40	52	40	52
TG/(mmol/L)	1.28 ± 0.98	1.32 ± 0.86	1.43 ± 0.74	1.41 ± 1.00
TC/(mmol/L)	4.62 ± 0.82	4.45 ± 0.92	4.51 ± 0.72	4.64 ± 1.01
HDL-C/(mmol/L)	1.52 ± 0.35	1.43 ± 0.40	1.34 ± 0.31[*]	1.51 ± 0.46[▲▲]
LDL-C/(mmol/L)	2.27 ± 0.65	2.24 ± 0.74	2.35 ± 0.62	2.37 ± 0.83
GLU/(mmol/L)	4.80 ± 0.54	5.06 ± 0.67	5.64 ± 1.83[*]	5.32 ± 1.05[**]
UA/(μmol/L)	290.18 ± 82.52	321.96 ± 108.58	298.43 ± 85.49	324.94 ± 90.40

注:与Cb组比较,[*]$P<0.05$,[**]$P<0.01$;与Ca组比较,[▲]$P<0.05$,[▲▲]$P<0.01$。

（6）两组不良反应比较　治疗前,比较实验组与对照组的血常规、尿常规、肝功能、肾功能等,差异无统计学意义($P>0.05$),资料具有可比性。治疗后,实验组贫血情况较治疗前好转($P<0.05$),与对照组比较,差异有统计学意义($P<0.05$)。其他指标及痤疮、腹泻的发生率均没有区别,差异无统计学意义($P>0.05$)。具体数据见表3-21和表3-22。

表3-21　两组治疗前各观察指标异常情况比较

指标	对照组/例		实验组/例		卡方值	P
	正常	异常	正常	异常		
ALT	38	2	49	3	0.026	1
AST	39	1	49	3	0.128	1
BUN	38	2	51	1	0.054	0.578
SCr	39	1	49	3	0.061	0.630
WBC	40	0	50	2	1.556	0.503
Hb	36	4	46	6	0	1
PLT	40	0	51	1	0.769	1
尿蛋白	39	1	50	2	0	1
尿红细胞	38	2	50	2	0	1

表3-22　两组治疗后各观察指标异常情况比较

指标	对照组/例		实验组/例		卡方值	P
	正常	异常	正常	异常		
ALT	40	0	51	1	0	1
AST	38	2	52	0	0.827	0.363
BUN	36	4	51	1	1.513	0.219
SCr	33	7	49	3	2.115	0.096
WBC	39	1	52	0	0.017	0.435
Hb	32	8	50	2	4.536	0.033※
PLT	40	0	51	1	0	1
尿蛋白	38	2	50	2	0	1
尿红细胞	37	3	49	3	0	1
痤疮	40	0	51	1	0	1
腹泻	40	0	50	2	1.556	0.503

注:与对照组比较,※$P<0.05$。

3.6.3 分析与讨论

3.6.3.1 滋补肝肾膏方对高血压肝肾阴虚证症状及生存质量的影响

（1）膏方对高血压症状的影响 文献报道多为名老中医膏方论治高血压学术经验[22-24]，未见有研究膏方对高血压症状影响的临床观察报道。

膏方治疗可确切改善高血压患者的临床症状。我们临床观察发现，滋补肝肾膏方治疗高血压肝肾阴虚证，可明显改善肝系、肾系症状，而对照组肝系、肾系症状加重。

（2）滋补肝肾膏方对高血压肝肾阴虚证生存质量的影响 与健康相关的生存质量现已被广泛应用于临床试验效果的评价、社区卫生政策的评估、卫生需求的评价、一般人群健康状况的综合评估等领域[41-46]。SF-36是由美国波士顿健康研究所研制开发的。国内通过分半系数和内部一致性的研究，对结构效度、内容效度和区分效度的检验以及量表反应度进行分析，认为SF-36有较好的信度与效度，这与国外不少同类研究得到的结果相似[21,40]。韦懿芸等[43]经过考核分析，认为SF-36可以用于社区老年人生存质量的研究。

关于膏方治疗高血压对患者生存质量的影响，目前国内未见相关报道。我们观察发现，滋补肝肾膏方治疗高血压肝肾阴虚证，对照组的生存质量下降，膏方治疗组生存质量未下降。

3.6.3.2 滋补肝肾膏方对高血压肝肾阴虚证血压的影响

（1）平均血压 使用膏方治疗高血压可以取得一定的降压作用，并且可以在一定程度上保护高血压患者的靶器官，降低高血压所引起的靶器官损害的危险性。但是，国内尚未见相关报道。我们临床观察发现，滋补肝肾膏方治疗高血压肝肾阴虚证，具有抑制醒态平均SBP、24小时平均SBP、醒态平均DBP、24小时平均DBP、眠态平均DBP升高的作用。

（2）晨峰血压 高血压是目前我国心血管疾病最重要的危险因素，血压的晨峰现象、血压变异性与心血管事件的发生高峰密切相关。有研究显示,老年高血压患者早晨血压波动浪潮越大,其脑血管病和脑卒中的发生概率就越大[47]。控制清晨的血压浪潮且不过度降低杓型曲线高血压患者的夜间血压,防止高血压对靶器官造成损害和减少心血管事件成为一个新的治疗目标[47]。临床上有一部分高血压患者的血压变异程度很大,尤其表现在昼夜差别上,血压在夜间正常或偏低,而清晨血压骤然上升形成高峰,就会出现清晨血压浪潮。清晨高血压主要由清晨交感神经活性增高、血浆儿茶酚胺水平升高以及肾素血管紧张素、醛固酮分泌增加等诸多因素所致[48]。有研究证明,清晨血压浪潮与心血管事件的发生风险密切相关[48]。故控制清晨血压浪潮、减小24小时血压昼夜差值、控制血压变异性、恢复正常的血压昼夜节律等是24小时平稳一致降压的保证。

我们临床观察发现,滋补肝肾膏方治疗高血压肝肾阴虚证,可抑制晨峰SBP均值、晨峰DBP均值升高,说明膏方对晨峰血压升高具有一定的调节作用,其具体作用机制有待进一步研究。

（3）BPV与BPSI

①BPV 早在20多年前,就有专家研究报道了原发性高血压BPV的病理生理。近年来,有关BPV与靶器官损伤(target organ damage,TOD)的相关研究也有不少,高血压患者的BPV与TOD呈正相关[40,41,49]。大量基础和临床研究表明,BPV越大,其对机体靶器官的损伤也就越重,因而BPV被认为是老年人发生心血管疾病的重要预报因子[41]。许多研究证明,长效降压药因能减小BPV而减小靶器官损害,而短效降压药因药效时间短而加大了24小时的BPV,反而会加重靶器官的损害[50]。目前有研究表明,高血压患者的心血管危险事件发生及靶器官损害的程度不仅与血压水平有关,还与血压变异性呈正相关[50]。

我们临床观察发现,滋补肝肾膏方治疗高血压肝肾阴虚证,可抑制DBPV升高,对SBPV无影响。

②BPSI SI是降压药物治疗后24小时内每小时血压变化的平均值除以对应的标准差的值[51,52],SI越高者,24小时降压效果越强越均衡,这是评价降

压药物是否持续、平稳降压的一个新的、重复性更好的指标,较谷峰比值重复性好,能更准确地反映降压治疗后血压的平稳、均衡性[53]。由于SI可以反映用药后血压变化的平滑程度,并与用药后的BPV呈明显负相关[54],因此SI可作为预测远期靶器官损害程度的一个指标,即SI越高,BPV越小,远期可能损害就越小[55]。

我们临床观察发现,滋补肝肾膏方治疗高血压肝肾阴虚证,可改善SBPSI,对DBPSI无影响。

3.6.3.3 滋补肝肾膏方治疗高血压肝肾阴虚证疗效及代谢指标、不良反应评价

关于膏方治疗高血压肝肾阴虚证的疗效,对代谢指标、不良反应的评价等方面,目前国内均未见相关报道。我们临床观察发现,滋补肝肾膏方治疗高血压肝肾阴虚证,疗效明确,对代谢指标无不利影响,可提高HDL-C水平,几无不良反应。

3.6.4 小 结

第一,滋补肝肾膏方治疗高血压肝肾阴虚证,实验组与对照组比较,两组临床资料之间具有可比性。症状评分:肝系、心系、脾系、肺系症状评分,两组临床资料之间具有可比性;肾系症状评分提示实验组较对照组严重。生存质量评分:部分生存质量评分实验组较对照组差。

第二,两组病例症状改善程度:滋补肝肾膏方治疗高血压肝肾阴虚证,可明显改善肝系、肾系症状,而对照组肝系、肾系症状加重。

第三,SF-36改善情况:滋补肝肾膏方治疗高血压肝肾阴虚证,对生存质量无不利影响,而对照组生存质量下降。

第四,滋补肝肾膏方治疗高血压肝肾阴虚证,可抑制醒态平均SBP、24小时平均SBP、晨峰SBP均值升高并改善SBPSI,也可抑制醒态平均DBP、24小时平均DBP、眠态平均DBP、晨峰DBP均值、DBPV升高。

第五,滋补肝肾膏方治疗高血压肝肾阴虚证疗效明确,对代谢指标无不利影响,可提高HDL-C水平,几无不良反应。

参考文献

[1] 刘衡如.灵枢经.北京:人民卫生出版社,2000.

[2] 钱超尘.黄帝内经:素问.北京:人民卫生出版社,1998.

[3] 林佩琴.类证治裁.上海:上海科学技术出版社,1959.

[4] 陈无择.三因极一病证方论.北京:中国中医药出版社,2007.

[5] 朱震亨.丹溪心法.上海:上海科学技术出版社,1959.

[6] 张景岳.景岳全书.太原:山西科学技术出版社,2006.

[7] 徐彦纯.玉机微义.北京:中国医药科技出版社,2011.

[8] 陈修园.医学从众录.北京:中国医药科技出版社,2012.

[9] 冯兆张.冯氏锦囊秘录.田思胜,等校注.北京:中国医药科技出版社,2011.

[10] 叶天士.临证指南医案.上海:上海科学技术出版社,1959.

[11] 孙志宏.简明医彀.北京:人民卫生出版社,1984.

[12] 朱克俭,蔡光先,卢六沙,等.高血压证候及其转化规律研究.中国中医药信息杂志,
     1999,6(2):13-14.

[13] 彭猛,顾宁."补肾法"在老年高血压中的应用概况及理论探讨.辽宁中医药大学学
     报,2012,14(8):160-162.

[14] 周文献.高血压病从心肾论治探析.中国中医基础医学杂志,2002,8(8):564-565.

[15] 徐健儿.周仲瑛运用温阳法辨治高血压病的经验.辽宁中医杂志,2001,28(5):276.

[16] 申春悌,陈炳为,沈春锋.应用循证方法探索古文献高血压病的证候要素.辽宁中医
     杂志,2007,34(10):1400-1402.

[17] 林晓忠,欧爱华,任毅.高血压病住院患者中医辨病、辨证分布规律初步分析.新中
     医,2008,40(3):43-45.

[18] 谢桂权.李仲守教授治疗高血压病经验隅录.新中医,1984(11):5.

[19] 贺丹,姜淼,郑光,等.利用文本挖掘技术探索高血压病症状、证候以及用药规律.中
     国实验方剂学杂志,2014,20(9):214-216.

[20] 戴晓艳,金良昆.陆家龙老师治疗高血压病的临床经验总结.云南中医中药杂志,
     2001,22(6):4-5.

[21] 冼绍祥,陈瑞芳,刘炜丽.从膏方特点谈其调治高血压病的理论依据.辽宁中医杂

志,2010,37(10):1897-1898.

[22] 辛效毅,尚德师,黄天生.何立人膏方治疗心血管病经验.时珍国医国药,2008,19(1):244.

[23] 王佑华,杨建梅,周端.周端应用膏方治疗高血压病经验.辽宁中医杂志,2007,34(1):10-11.

[24] 陈民,陈鹏.林钟香膏方辨治心血管病举隅.辽宁中医杂志,2003,30(10):791.

[25] 颜乾麟,邢斌,许佳年,等.颜德馨教授应用膏方治疗老年病的经验.上海中医药杂志,2003,37(10):9-10.

[26] 程志清.膏方调补心血管疾病精要.江苏中医药,2006,27(11):5.

[27] 顾国龙,张梓岗.中药膏方在调治高血压病中的应用.中国中医药信息杂志,2007,14(6):83.

[28] 李用粹.证治汇补.北京:人民卫生出版社,2006.

[29] 刘完素.素问玄机原病式.北京:人民卫生出版社,2005.

[30] 顾靖远.顾松园医镜.袁久林,校注.北京:中国医药科技出版社,2014.

[31] 徐春甫.古今医统大全.北京:中医古籍出版社,1996.

[32] 张锡纯.医学衷中参西录.太原:山西科学技术出版社,2009.

[33] 俞东容,王永钧.慢性肾炎与肾风.中国中西医结合肾病杂志,2010,11(4):355-356.

[34] 周仲瑛.中医内科杂病证治新义.北京:人民卫生出版社,2000.

[35] 魏之琇.续名医类案.北京:人民卫生出版社,2000.

[36] 钱乙.小儿药证直诀.北京:人民卫生出版社,2006.

[37] 程国彭.医学心悟.北京:人民卫生出版社,2006.

[38] 中国高血压防治指南修订委员会.中国高血压防治指南2010.中华心血管病杂志,2011,39(7):579-616.

[39] 王永炎.中医内科学.上海:上海科学技术出版社,1997.

[40] Kario K.Orthostatic hypertension:a measure of blood pressure variation for predicting cardiovascular risk.Circ J,2009,73(6):1002-1007.

[41] 苏定冯.血压变异性与高血压的治疗.中华心血管病杂志,2005,33(9):863-865.

[42] 魏咏兰,贾勇,谢阶琪,等.成都市社区老年健康促进项目社区诊断研究.现代预防

医学,2001,28(4):431-433.

[43] 韦懿芸,颜艳,王多劳,等.中文版SF-36在社区老年人生存质量评价中的应用.中南大学学报(医学版),2006,31(2):184-186.

[44] Masud R,Masud T.Mesuring quality of life in osteoporosis.Age Ageing,2001,30(4):371-373.

[45] Lam C L K,Fong D Y T,Lauder I J,et al.The effect of health- related quality of life (HRQOL) on health service utilization of a Chinese population.Soc Sci Med,2002,55(9):1635-1646.

[46] Li T C,Liu C S,Lin C C,et al.Validation of the Chinese version of the SF-36 health survey questionnaire in people undergoing physical examinations.Mid-Taiwan Journal of Medicine,2005,10(1):8-17.

[47] Walters S J,Munro J F,Brazier J E.Using the SF-36 with older adults:a cross-sectional community-based survey.Age Ageing,2001,30(4):337-343.

[48] 赵生法,赵子彦.血压晨峰的研究进展.中华高血压杂志,2006,10(14):782-784.

[49] Auler J O Jr,Galas F R,Sundin M R,et al.Arterial pulse pressure variation predicting-fluid responsiveness in critically ill patients.Shock,2008,30(suppl 1):18-22.

[50] 张建,华琦.高血压病个体化治疗.北京:人民卫生出版社,2001.

[51] Mallion J M,Siche J P,Baguet J P,et al.Various approaches to evaluating the kinetics and efficacy of three anti-hypertensive drugs in terms of variations in blood pressure and heart rate.Blood Press Monit,1998,3(3):189-194.

[52] Zanchetti A.Twenty-four-hour ambulatory blood pressure evaluation of anti-hypertensive agents.J Hypertens,1997,15(suppl 7):S21-S25.

[53] Han C W,Lee E J,Iwaya T,et al.Development of the Korean version short-form 36 Item health survey:health related QOL of healthy elderly people and elderly patients in Korea.Tohoku J Exp Med,2004,203(3):189-194.

[54] Shimada K,Kario K,Umeda Y,et al.Early morning surge in blood pressure.Blood Press Monit,2001,6(6):349-353.

[55] 罗雪琚.高血压病的监测与诊治.北京:人民卫生出版社,2004.

（陈启兰）

4 心律失常

4.1 中医对心律失常的认识

4.1.1 心律失常概述

心律失常(cardiac arrhythmia)是指心电活动的病理现象,心脏冲动的频率、节律、起源部位、传导速度与激动次序的异常,可表现为心动过速、过缓,心律不齐或异位心律。临床多见心中动悸不宁,自觉心中跳动,惊慌不安,呈阵发或持续不止,伴有眩晕、胸闷、心烦易激动、气短乏力,甚者有胸痛、喘促、肢冷、汗出、晕厥、黑矇、呼吸困难等症状,属于中医"心悸"范畴。心电图及动态心电图可见心动过速(窦性心动过速、房性心动过速、室性心动过速)、心动过缓(窦性心动过缓、窦性停搏、窦性静止、窦房传导阻滞及房室传导阻滞)、心律不齐(房性期前收缩、心房颤动、室性期前收缩等)或异位心律(房颤心律、交界性逸搏心律、室性心律等)。

心血管疾病(如冠心病、高血压、脑卒中、病毒性心肌炎、心肌病、甲状腺功能亢进、自主神经功能紊乱等疾病)患者多伴有心律失常,一般的心律失常经中西药治疗后大多可以改善。心律失常如反复发作,或进行性加重,可导致恶性心律失常、心律失常性心肌病,甚或发生心脏性猝死,而恶性心律失常往往是心血管疾病患者死亡的主要原因。而对于心动过缓(包括窦性心动过缓、窦性停搏、窦性静止、窦房传导阻滞及房室传导阻滞等)合并房性期前收缩、房性心动过速甚至房颤以及室性期前收缩、室性心动过速,现代医学通常在安装永久起搏器后再使用药物进行治疗,此时患者就会求助于中医药诊治。

4.1.2　心律失常的中医病因病机

心律失常在临床上多见心中动悸不宁,自觉心中跳动,惊慌不安,呈阵发或持续不止,伴有胸闷、心烦易激动、眩晕、气短乏力,甚者有胸痛、喘促、肢冷、汗出、黑矇、晕厥等症状,属于中医"心悸"范畴。心悸包括惊悸与怔忡,两者相关,多云"悸久怔忡"。《素问·至真要大论》[1]有"心中澹澹大动,……病本于心""心惕惕如人将捕之""心如悬,若饥状"等记载,形象地描述了该病的基本特征。

4.1.3　祝光礼论心律失常的病因病机——五脏相关

祝师认为,心为君主之官,是全身最重要的脏器。心主血脉,又主神明,心律失常由本脏自病多见;然五脏六腑皆可致悸,其他脏腑病变可直接或间接影响心而发病;外邪犯心,亦可导致心律失常。心脏正常、有节律地搏动有赖于心气的温煦推动,以及其他脏腑功能的正常发挥。心藏神,神气亦可影响心气的宁和,肝气影响心气的疏调,肺气影响心气的布达,脾气影响心气的滋荣,肾间动气则为心脉动气的根本。外来邪气致病,如病毒性心肌炎多见窦性心动过速、室性期前收缩、房室传导阻滞等心律失常。故本脏自病、五脏之病及心,或邪毒侵心,均可导致心律失常。心律失常总属本虚标实之证,六淫七情所伤,痰浊瘀血阻滞为标,气血阴阳亏虚为本,心神不宁或心神失养为其基本病机。

兹就心律失常的病因病机分述如下。

4.1.3.1　本脏自病

本脏自病者,或责之于实,求诸瘀阻、火扰等;或归于虚,气阴两虚多见。

4.1.3.2　五脏之病及心

(1)心与肺　心肺之间的病理联系主要反映在气血关系的失衡,肺主气,司呼吸,主宣发肃降。若肺气虚衰,则宗气不足,无以贯心脉助血运;卫外不固,常易感受外邪,外邪内舍于心,心血运行受阻,或气机调节出现障碍,升降反常,血运受制,从而出现心悸胸闷、心动不宁等症状。

(2)心与脾胃　心主血脉,脾主运化。若脾气虚弱,运化失职,则气血生化乏源,可致血虚而心无所主,从而出现心悸、失眠等症状。再则,心气以通为顺,胃气以降为和,心气通则胃气降,胃气滞则心气逆,也会出现心悸症状。现代人多有不良生活习惯,一方面久坐少动,致脾失健运,久则酿生痰浊;又因过食肥甘厚味,更助痰浊内盛不化;痰浊内盛,致心脉不畅而发本病。

(3)心与肝胆　肝者,心之母也,母病可以及子,母虚则令子虚;子病亦可及母,子乱则母亦乱。肝失所藏,可致心血亏虚;肝失疏泄,常致气滞而血瘀;肝气郁结,则心气抑郁;倘若郁而化火,则心火亢盛。胆主决断,心主神明。胆气怯弱,整天处于惶恐之中,则心气不定,心神不宁,也可导致心中悸动不安。心悸日久,忧思太过,久之亦可致肝气不疏,气郁生热,郁热耗伤气阴,致心之气阴愈加虚损,心气不宁。陈士铎[2]在《辨证录》中提出:"人有怔忡之症者,一遇怫情之事,或听逆耳之言,便觉心气怦怦上冲,有不能自主之势,似烦而非烦,似晕而非晕,人以为心虚之故也,然而心虚由于肝虚,补心必须补肝。"同时,由于现代生活节奏加快,压力增大,肝气不舒者亦越来越多见,气滞则血瘀,致心脉不畅而发本病。

(4)心与肾　心肾相交,水火既济才能维持人体正常生理,若心肾不交,水火失济,或肾水上凌于心,心不能静而时惊,则必致心悸不宁。张介宾在《景岳全书》中提出:"凡治怔忡惊恐者,虽有心、脾、肝、肾之分,然阳统乎阴,心本于肾,所以上不宁者,未有不由乎下,心气虚者,未有不由乎精。"

4.1.3.3　邪毒侵心

病毒性心肌炎由感受温热邪毒所致,属本虚标实之病。《素问·痹论》[1]云:"脉痹不已,复感于邪,内舍于心。"《诸病源候论》[3]则谓:"心藏神而主血脉,虚劳损伤血脉,致令心气不足,因为邪之所乘,则使惊而悸动不安。"故正气不足,尤以心肺阴虚为主,温热邪毒侵袭心、肺是本病发生的病因病机。病毒性心肌炎多是本虚标实之证,是由外感温热邪毒引起的,以心脏损害为主要病理表现。然无论气血阴阳何者之虚,气滞、寒凝、血瘀、痰浊何类之实,终与感受外邪密切相关,病机总属于邪毒侵心。

4.2　祝光礼论治心律失常的主要学术特色

心律失常的施治原则主要根据其病症分类与五脏论治,如:根据心律失常频率进行分类论治;当无证可辨时,结合心律失常的病因,联系中药药理研究结果进行辨病治疗;根据整体观念,从五脏论治,调整五脏功能,使之达到新的平衡状态。

4.2.1　心律失常快者重在潜阳,慢者重在补气

4.2.1.1　心律失常快者重在潜阳

根据中医理论,运用象思维对心律失常进行治疗,可以如此分析:本脏自病之气阴两虚、心火亢盛,从心、肝胆论治之肝郁化火,从心、肾论治之心肾阴虚、心肾不交等症,多表现为快速性心律失常,或为阴虚而致虚火、阳亢,或为心火亢盛、肝郁化火。治疗除养阴、清热、疏肝、补肾外,需要牢记心阳不潜才是其根本发病环节,故而潜镇心阳必不可少,根据不同证型分别使用相应的药物。如可予龙骨、牡蛎敛涩心阳;酸枣仁、柏子仁养心安神;灵芝健脾养心;夜交藤使心阳夜间入于阴分,白昼方可正常运行;合欢皮解郁安神,使心阳得舒;远志交通心肾,安神定志;龙齿、珍珠母、磁石、琥珀等重镇潜阳。

4.2.1.2　心律失常慢者重在补气

而心阳不振、心脾两虚、心虚胆怯、心肺气虚、心肾阳虚、肾精不足、痰浊阻滞等证则多见缓慢性心律失常,与气虚关系密不可分。故而以上诸证均需补气治疗。心阳不振与心肾阳虚之前多已有心气或肾气不足,表现为乏

力、劳累或活动后加重、动则汗出等。温振心阳需在补益心气的基础上进行方可取得较好疗效,多用黄芪、党参,有助于防止水湿内停。心脾两虚本指心血与脾气亏虚,故而可用黄芪、党参、太子参、生晒参等补脾益气,还可配伍茯苓、白术、莲子、炙甘草等健脾益气药物。太子参、生晒参适用于合并有心阴、胃阴不足之证者。心虚胆怯多用党参,因胆为少阳之府,使微微生气即可,如小柴胡汤,多用反而违背人体生理特性,易造成胆热上扰等变证。因肺属金,为华盖,易受外邪入侵,损伤气阴,故而心肺气虚多选用太子参、西洋参、生晒参益气养阴。肾精不足者治宜补肾填精,需适当配伍补气之品,尤以补脾胃之气为重。因补肾填精之品性多滋腻碍胃,故适当补脾助运方能消化吸收。痰浊阻滞多与气虚不运有关,脾气虚则水谷精微失于运化,造成痰浊内生;肺气虚则津液不能向下布散,聚而生痰停湿;肝胆失于疏泄则湿热内生,化痰酿浊。被组织利用后的水液经三焦下归于肾,经肾的气化作用分为清浊两部分,清者复归,浊者排出;肾气不足则气化不行,清浊不分,久则痰浊内阻,尿毒症及维持性血液透析患者舌质暗淡、舌苔厚腻便是明证。故而化痰降浊需区分不同脏器主病,在祛邪的基础上适当配以不同的补气药物。

4.2.1.3 水饮凌心分期论治

水饮凌心早期多表现为缓慢性心律失常,晚期心功能失代偿则可发展成为快速性心律失常。早期表现为缓慢性心律失常时可参照心阳不振或心肾阳虚之证予以治疗;晚期则需扶正与祛邪同行,益气温阳,泻肺逐水,方能奏效。

4.2.2 无证可辨时,则针对病因用药或从病论治

对于有反复心律失常体征及心电图表现,但临床无心悸症状而无从辨证者,治疗时可针对病因进行治疗,或从病论治,常获良效。

4.2.2.1 针对病因用药

心悸可由多种病因引起,在临证时应结合现代医学知识,辨病因与辨证

候合参,再结合已有的现代疾病发病机制及药理研究结果,合理配伍用药。不同的病因,脉象亦各异,如同为高血压性心脏病的心律失常患者,肝阳上亢者其脉可见弦数脉,肝阳夹痰湿者可见滑数脉,肝阳夹气滞瘀阻者可见弦涩脉;病毒性心肌炎的心律失常患者,外邪侵袭者其脉可见浮数脉,气阴虚者可见细数脉、涩脉。临证时需详辨脉象,结合四诊,辨明病因病机。

如病毒性心肌炎所致心律失常者,多为风热袭表,湿邪内蕴,内舍于心,治宜清热解毒,多加入一些有解毒利咽作用的药物,如西青果、蝉蜕、薄荷、桔梗、凤凰衣;如感受外感侵袭,宜疏散风寒或疏解风热,以祛时邪,可加入荆芥、防风、桑叶、金银花、淡豆豉,以绝发病之源。

高血压性心脏病所致心律失常者,多加入天麻、钩藤、白菊花、石决明、羚羊角粉等平降之品;如出现心力衰竭征象,则予葶苈大枣泻肺汤、五苓散加减,可用葶苈子、茯苓、赤芍、牡丹皮、泽泻、猪苓等;伴有高血脂者,可加玉米须、焦山楂、泽泻、炒谷芽、薏苡仁、茶树根,以降浊利湿;症状多在平静或休息后出现,活动后消失者,多加入磁石、龙齿、灯心草、龙骨等安神镇静之品,以调节自主神经功能;风湿性心脏病所致者,多加入威灵仙、羌活、防风等。

4.2.2.2 结合患者体质分析病因再用药

另外,可结合患者体质分析病因。如青少年体质素虚,易感外邪者,辨为肺气虚,在补肺的同时兼疏散风寒或疏解风热,予黄芪、党参等补益肺气,加荆芥、防风、连翘、羌活、桑叶等祛时邪;女子多于经期而见心律失常体征,勿忘调经。老年人若有痰饮内阻,则化痰蠲饮;脾胃湿热者加用黄连、黄芩、葛根、木香、石菖蒲、半夏、苍术,以清热利湿;大便不通、肠有燥结者,可予全瓜蒌、制大黄、厚朴、炒枳壳等;伴鼻塞、时流黄稠浊涕,声音重浊者,可予辛夷、白芷、苍耳子,以开通鼻窍;有伴肩背不舒者,常用威灵仙、羌活、独活等。

4.2.2.3 从病论治

因西药易产生耐药性,并可导致药源性心律失常,抑制心肌收缩,故临证时可遵照"不用或少用西药"的原则。如治疗室性期前收缩,宜先区分室性期前收缩的性质,如室性期前收缩多于安静时或睡眠中出现,运动后减轻,情绪因素诱发或加重,发作次数少,不影响日常生活的,则多不主张使用西药治疗。中医可从疏肝解郁、调理气机、养心安神等角度治疗,加用淮小麦、玫瑰花、郁金、合欢皮、远志等疏肝理气解郁之品,以使气血调和;同时,注重调畅患者的情志,以体现治病求本的理念。但是,对于严重的心律失常,如频发室性期前收缩或成二、三联律,严重影响患者日常生活的,则主张加用西药(如β受体阻滞剂或普罗帕酮、胺碘酮等)控制心律失常,缓解患者症状,同时合用中药宁心定志。属快速性心律失常者,可加用有抗快速性心律失常药理作用的药物,如苦参、黄连、甘松等;属缓慢性心律失常者,则加用兴奋心脏、增加心率的药物,如生晒参、茯苓、炙甘草、黄精、山茱萸、苏木、丹参、陈皮等,待病情稳定后,再逐渐减少西药剂量。

同时,还可结合现代中药药理研究进行辨病治疗。例如,人参[4]小剂量能使心脏收缩加强,振幅加大,显著增加心肌营养血流量,心率显著增加,大剂量(30g)则可减弱收缩力并减慢心率。茯苓[5]提取物都能使心肌收缩力加强,心率增加,显示其具有强心作用。炙甘草[5]可增加心脏收缩幅度,抗多种实验性心律失常。山茱萸能加快心率,增加心肌供血[4]。丹参[5]可有效改善微循环,扩张冠状动脉,改善心肌收缩力,加快心率,而且对病毒性心肌炎有明显的治疗作用[4]。陈皮煎剂对心脏有兴奋作用[4]。苦参有降低心肌应激性、延长绝对不应期、抑制异位节律点的作用[4]。临床多中心及单中心研究结果证明,以甘松为主要成分的稳心颗粒和参松养心胶囊对各种期前收缩,室性、室上性心律失常,心房颤动等心律失常均有明显疗效,其疗效与普罗帕酮、胺碘酮相似,是临床疗效明显的广谱抗心律失常药物,适用于老年患者、儿童心肌炎伴心律失常患者,并对有心脏神经官能症、更年期综合征等患者的功能性心律失常有良好的兼治作用[6]。黄连中的小檗碱有明显的抗心律失常作用,能防治乌头碱、电刺激及冠状动脉结扎所致的实验动物室性心律失常,并呈现出明显的量效关系;此外,还能拮抗肾上腺素及其同类物(如去甲肾上腺素、甲氧胺等)在麻醉兔身上引起的心律不齐、心率减慢以及心电图改变[7]。张群英[8]认为,小檗碱可延长动作电位时程和功能不应期,使期前冲动不易引起折返激动并中止折返的持续进行,从而发挥抗心律失常作用。

4.2.3 五脏论治

4.2.3.1 本脏自病者责之以气血阴阳虚实

从本脏自病论治,临床辨证以气阴两虚、心阳不振、心火亢盛多见。气阴两虚者,可予益气养阴,选用生脉散或黄芪生脉饮加减,以及自制制剂复方黄芪养心合剂(30ml,每日2次;黄芪20g,党参20g,太子参20g,苦参20g,丹参20g,甘松20g,炙甘草10g,生山楂15g)等,可选用黄芪、党参、太子参、生晒参、石斛、生地黄、麦冬、五味子等;心阳不振者,可予振奋心阳,选用桂枝汤、桂枝甘草龙骨牡蛎汤等;心火亢盛者,选用导赤散、三黄泻心汤等。如心悸以睡眠中多见,为心血亏虚,宜养血安神治之,选用酸枣仁汤、柏子养心丸等。

4.2.3.2 它脏之病及心,则从五脏论治

它脏之病及心首先需辨明脏腑,准确定位,确定它脏之病位所在何处。本病以虚为主,多以脏腑功能失常为本、心脉失养为标,可抓住患者主诉症状,以判断虚损在何脏。如心悸多于进食后即现,责之于胃,胃主受纳,受纳过度则不降反逆,以消导法诊治。如心悸在进食2~3小时后始见,责之于脾,乃脾运化功能不足而起,以运脾法诊治。如心悸作则咽痒欲咳,责之于肺,乃肺肃降失职,以肃肺诊治。若肺感邪,心悸伴见肺系之症,则宜宣肺散邪。如心悸在活动后而发,休息后则安,多为肾虚;若心悸自脐下而上冲至咽喉,如奔豚状,亦为肾虚,治可补肾。如心悸每因情志过极而起,或激动、恼怒,或心虚、胆怯,则从肝胆而治。

(1)从心、肺论治 临床辨证有心肺气虚及(或)复感外邪,或余邪留恋。心肺气虚者,补肺益气,选用玉屏风散或补肺汤;复感外邪或余邪留恋者,选用栀子豉汤、小陷胸汤或橘皮竹茹汤等。病毒性心肌炎多由卫外不固,外邪侵犯而致,故治疗时除疏邪外出外,还宜益气固表。

（2）从心、脾胃论治　临床辨证以心脾两虚多见。心脾两虚者,可以运脾、实脾,选用归脾汤、补中益气汤、小建中汤等以补益心脾,养心安神。常用玉竹、北沙参、石斛等养胃阴,黄芪、党参、白术、茯苓等益脾气,砂仁、木香、白豆蔻、陈皮等理气,藿香、佩兰、紫苏梗等化湿,酸枣仁、柏子仁、灵芝、夜交藤、合欢皮、远志等养心安神。

（3）从心、肝胆论治　临床辨证有心虚胆怯、肝气郁滞、肝郁化火、肝肾阴虚。心虚胆怯者,宜益气养心,镇惊安神,方用酸枣仁汤或安神定志丸,选用龙齿、珍珠母、龙骨、磁石、琥珀等重镇潜阳。肝气郁滞、郁而化火者,宜疏肝泄热,方用丹栀逍遥散、小柴胡汤加减,或自制制剂牡丹养心合剂(60ml,每日两次,处方:柴胡、白芍、当归、牡丹皮、茯苓、炙甘草、龙齿、磁石)。肝肾阴虚者,宜滋养肝肾,养心安神,方用天王补心丹,多以原方改为汤剂。从心、肝胆论治多合用玫瑰花、绿梅花、合欢花等花类药物,性味平和、芳香,有疏肝醒脾之动。

（4）从心、肾论治　临床辨证有心肾不交、心肾阳虚、肾精不足。心肾不交者,宜交通心肾,宁心止悸,方用交泰丸加减;心肾阳虚者,宜温补心肾,方用自制制剂参附强心合剂(40ml,每日两次,处方:生晒参、附子、炙葶苈子、玉竹);肾精不足者,宜填补肾精,滋水宁心,方用左归丸合养心汤,临床运用巴戟肉、桑寄生、生地黄、熟地黄、仙茅、淫羊藿、仙鹤草、补骨脂等补肾药物,能对心律失常的反复与再发起到明显的遏制作用,尤适用于中老年患者。

4.2.3.3　从邪论治

（1）从内生邪实论治　临床辨证有痰浊阻滞者,宜化湿浊,养心神,方用温胆汤、半夏秫米汤、瓜蒌薤白半夏汤加味;水饮凌心者,宜振奋心阳,化气行水,方用苓桂术甘汤;瘀血阻络者,宜活血化瘀,理气通络,方用丹参饮、失笑散、血府逐瘀汤;寒凝血脉者,宜祛寒活血,宣痹通阳,予当归四逆汤加减。

（2）从邪毒侵心论治　病毒性心肌炎所致之心律失常的发生发展与肺

脾气虚、外感毒邪密切相关,温毒反复侵袭心、肺是疾病难愈的关键,故清法是重要的论治法则之一,可使用银翘散、导赤散等,同时须顾护脾胃,切勿过用寒凉,需佐以益气健脾之品。

4.2.4　小　结

每种疾病有自身的病理变化特点。根据中医整体发病观,五脏皆可致悸。抓住心悸的病机关键,对因治疗,分脏论治,再结合心律失常的疾病特征,在辨证论治的基础上加入针对病因、症状的药物,无疑有助于中医临床疗效的提高[9]。结合现代医学知识和传统医学辨治方法,病症结合,整体把握,有助于提升对病证、病位、病性的具体把握,提高临床疗效。

4.3　祝光礼运用膏方治疗心律失常的学术思想与临证经验

4.3.1　祝光礼运用膏方治疗心律失常的学术思想

4.3.1.1　注重"气"与"血"

气为血帅,血为气母;肝失疏泄,气机阻滞,则血行不畅,停而为瘀,痹阻心脉;血滞于脉,则脉气不利,气滞血瘀交互为患,痹阻心脉,心神不宁;脾气亏虚,生化无源,则血海亏虚,心脉失养,心神不宁;心气亏虚,则行血乏力,血停为瘀,痹阻心脉,心神失养。故临证时应审慎分析气病与血病的关系,兼顾肝脾,酌以调和气血。

4.3.1.2　益气、养阴、补血——固本

气、血、阴之本虚,无以荣养血脉,可致心神不宁。在分型论治时,根据本虚之偏倚,分别予以益气、滋阴、养血之补益之法,以求其本。

4.3.1.3　理气、化痰、清火、活血——祛实

气滞、痰、火、瘀血之标实,可痹阻心脉,扰乱心神。根据邪实壅盛的轻重,分别予以行气滞、化痰浊、清心火、通血脉之清消之法,兼顾其标。

4.3.1.4 以宁心安神或养心安神为主,兼顾疏肝、调脾、益肾

宁心安神与养心安神为本病的治疗大法,但不能见心治心,还应关注心与肝、脾、肾之间的生理、病理联系,兼顾疏肝、调脾、益肾,以整体观宁心安神。

4.3.2 心律失常常用方选

4.3.2.1 天王补心丹

主症:心悸不宁,心烦不寐,头晕目眩,神疲乏力,脉细,苔薄,舌红,可见舌中裂,边有齿痕。

治法:益气养阴,宁心安神。

用药:太子参、党参、黄芪、天冬、麦冬、五味子、柏子仁、炒酸枣仁、当归、远志、夜交藤、白芍、枸杞子、桔梗。

加减:阳浮者加用龙骨、牡蛎、磁石、淮小麦、灯心草,炒酸枣仁加量;脾虚不运者加用茯苓、白术;护胃可加大枣、绿梅花、佛手等。

4.3.2.2 桂枝甘草龙骨牡蛎汤

主症:心悸怔忡,胆怯易惊,汗出较多,多梦失眠,头晕目眩,脉细,苔薄,舌淡。

治法:镇惊安神。

用药:桂枝、炙甘草、龙骨、牡蛎。

加减:五味子、白芍、淮小麦敛汗;灯心草、炒酸枣仁、远志、柏子仁、夜交藤安神;茯苓、白术健脾;大枣、绿梅花、佛手护胃。

4.3.2.3 牡丹养心合剂[自制制剂]

主症:心悸不宁,心烦不寐,情绪不稳,潮热汗出,胸闷气短,脉细,苔薄,舌红。

治法:养血疏肝,宁心安神。

用药:牡丹皮、当归、白芍、柴胡、茯苓、龙齿、磁石、甘草。

加减:阳浮者加用柏子仁、淮小麦、灯心草、炒酸枣仁、夜交藤;脾虚不运

者加用山药、白术;护胃可加大枣、绿梅花、佛手等。

4.3.2.4 复方黄芪养心合剂[自制制剂]

主症:心悸怔忡,短气喘息,胸闷不舒,心痛时作,或形寒肢冷,脉虚或结代,舌质暗或有瘀斑,苔白。

治法:益气通阳行血。

用药:黄芪、党参、丹参、太子参、苦参、甘松、炙甘草、生山楂。

加减:阳浮者加用柏子仁、淮小麦、灯心草、炒酸枣仁、夜交藤、合欢皮;脾虚不运者加用茯苓、白术、炒薏苡仁;护胃可加大枣、砂仁、陈皮等。

4.4 膏方治疗心律失常医案

【医案一】

患者,姬某,男,52岁,2016年11月就诊。

病史:时感心悸胸闷,夜寐尚安,中脘偶胀不适,四肢不温,脉细,苔薄白,舌边有齿痕。

诊断:房性期前收缩。

辨证:脾肾两虚。

治法:益气健脾补肾,宁心安神。

方药:

生晒参90g	黄芪200g	山药200g	茯苓200g
淮小麦200g	苦参150g	炒薏苡仁120g	柏子仁120g
夜交藤200g	白芍250g	炒酸枣仁120g	佛手60g
绿梅花60g	厚朴60g	莲子肉250g	肉苁蓉250g
巴戟肉250g	枸杞子250g	桑椹250g	玉竹200g
炒白术150g	砂仁60g	木香60g	

辅料:

阿胶250g	龟甲胶200g	鹿角胶200g	黑芝麻250g

胡桃肉250g　黄酒500ml　冰糖250g

上述药物炼成膏，早晚各服一勺，开水冲服。

按语：患者年过半百，脾肾亏虚。脾为后天之本，气血生化之源；肾为先天之本，肾之阴阳维系一身之阴阳。故治疗当以益气健脾补肾、养心安神为基本大法。

方中生晒参、黄芪、山药、茯苓、炒白术、炒薏苡仁、厚朴、莲子肉、砂仁健脾化湿助运。肉苁蓉、巴戟肉专助肾中之阳，枸杞子、桑椹、玉竹滋补真阴，两组药物相配，助阳不刚燥，滋阴不腻滞，共奏阴阳共补、阴中求阳、阳中求阴之效。夜交藤、柏子仁、炒酸枣仁、淮小麦养心宁神；佛手、绿梅花、木香行气，防补益药之滋腻碍脾。苦参味苦、性寒，可清热燥湿、安神。诸药相合，可达益气健脾补肾、养心安神之效。

【医案二】

患者，张某，女，34岁，2017年12月就诊。

病史：时感心悸胸闷，经行不畅，心烦不寐，头晕目眩，神疲乏力，脉细，苔薄白，舌质红。

诊断：室性期前收缩。

辨证：气阴两虚，兼营血亏虚。

治法：益气养阴，宁心安神，佐以养血调经。

方药：

太子参200g	黄芪200g	天冬200g	麦冬200g
五味子90g	淮小麦200g	炒酸枣仁120g	柏子仁120g
苦参120g	炙甘草60g	当归150g	川芎90g
白芍200g	熟地黄200g	枸杞子250g	莲子肉250g
生晒参90g	制香附120g	石斛200g	郁金200g
紫苏梗120g	大枣60g	益母草120g	

辅料：

阿胶250g　　龟甲胶200g　鹿角胶200g　黑芝麻250g

胡桃肉250g　黄酒250ml　冰糖250g

上述药物炼成膏,早晚各服一勺,开水冲服。

按语: 患者病机总体属本虚标实,本虚以气虚、阴虚、血虚为主,标实以气滞、血瘀为实,故临证时应兼顾心脾,酌以调和气血。方中天王补心丹加减以益气养阴,宁心安神。四物汤养血和血,使营血调和,佐益母草活血调经,郁金、紫苏梗行气活血。莲子肉、制香附、石斛以健脾和胃。苦参清热燥湿,现代药理学研究发现其有抗心律失常作用。[4]

【医案三】

患者,郑某,男,41岁,2017年12月就诊。

病史: 反复心悸胸闷两月,时有心烦,健忘,神疲乏力,食少,中脘作胀,大便溏烂,夜寐尚安,脉细弦,舌淡红,苔薄白。

诊断: 心悸。

辨证: 心脾两虚,肝郁气滞。

治法: 益气健脾,疏肝养心安神。

方药:

炒党参200g　　炙黄芪200g　山药200g　　茯苓200g

炒白术120g　　木香60g　　砂仁60g　　厚朴60g

佛手60g　　　绿梅花60g　郁金120g　　白芍200g

柴胡120g　　　炒薏苡仁150g　炒枳壳60g　莲子肉250g

紫苏梗120g　　枸杞子250g　石斛200g　　灵芝孢子粉30g

炒酸枣仁120g　柏子仁120g　淮小麦30g

辅料:

阿胶250g　　龟甲胶200g　黑芝麻250g　胡桃肉250g

黄酒250ml　冰糖250g

上述药物炼成膏,早晚各服一勺,开水冲服。

按语: 脾为后天之本,气血生化之源。脾失健运,则津液失布,痰湿中阻;脾失健运,则生化乏源,气血亏虚,心失所养,心神不宁。心主血,肝藏血;心藏神,肝藏魂。人体情志变化与心、肝关系密切,情志不畅,肝失疏泄,气机失调,易致心神不宁。故临证时应益气健脾,疏肝理气,养心安神。全方以归脾汤加砂仁、炒薏苡仁、厚朴、佛手、绿梅花等以健脾养心,理气和胃。四逆散加减以疏肝理脾,调和气血。加用灵芝孢子粉、炒酸枣仁、柏子仁、淮小麦以养心安神。全方共奏宁心安神、健脾疏肝之效。

参考文献

[1] 钱超尘.黄帝内经:素问.北京:人民卫生出版社,1998.

[2] 陈士铎.辨证录.北京:中国中医药出版社,2020.

[3] 巢元方.诸病源候论.影印本.北京:人民卫生出版社,1955.

[4] 田代华.实用中药辞典.北京:人民卫生出版社,2002.

[5] 李广勋.中药药理毒理与临床.天津:天津科技翻译出版公司,1992.

[6] 郭继鸿.稳心颗粒在治疗心律失常中的优势.世界中医药,2007,2(4):254.

[7] 江苏新医学院.中药大辞典.上海:上海科学技术出版社,1986.

[8] 张群英.四氢小檗碱抗心律失常作用及其机理探讨.江苏医药,1993,15(3):138.

[9] 黄平.论张仲景病证结合思想及其对当代医学的贡献.浙江中医学院学报,2005,29(6):5-6.

(陈启兰,刘 昭)

5 冠心病

5.1 中医对冠心病的认识

冠状动脉粥样硬化性心脏病是指由冠状动脉粥样硬化和（或）冠状动脉痉挛导致心肌缺血缺氧或坏死，引起以胸痛或胸部不适为主要表现的心脏病。该病分为稳定性冠心病和急性冠脉综合征两大类，临床以心绞痛型和心肌梗死型为主。根据其临床表现，该病属中医学"胸痹""心痛""真心痛"范畴。

5.1.1 源 流

心痛之名首见于《内经》，如《素问·标本病传论》[1]有"心病先心痛"之谓。《素问·缪刺论》[1]又有"卒心痛""厥心痛"之称。《灵枢经·厥病》[2]将厥心痛分为肾心痛、肝心痛、肺心痛、脾心痛、胃心痛五种，而将心痛严重并迅速造成死亡者称为"真心痛"，曰"真心痛，手足青至节，心痛甚，且发夕死，夕发旦死。"

汉·张仲景[3]在《金匮要略》中首先将胸痹心痛合而言之，认为胸痹心痛之轻者，仅"胸中气塞、短气"，而重者则可出现"胸背痛"，甚则"心痛彻背，背痛彻心"等。其临床表现为胸背痛、心痛彻背、背痛彻心、喘息咳唾、短气不足以息、胸满、气塞、不得卧、胁下逆抢心等症，并有时缓时急的发病特点。

隋·巢元方[4]在《诸病源候论》中对本病的认识有进一步发展，记载更臻完善。巢氏认为"心病"可有心痛证候,心痛中又有虚、实两大类,治法当异,并指出临床上有"久心痛"证候,伤于正经者病重难治。此外,他还指出心痛胸痹者可有"不得俯仰""胸中幅幅如满,噎塞不利,习习如痒"[4]等表现。

明清时期人们对心痛与胃脘痛、厥心痛、真心痛等做了较为明确的鉴别。如清·李中梓《医宗必读》[5]谓:"心痛在歧骨陷处,胸痛则横满胸间,胃脘痛在心之下。"明·王肯堂《证治准绳》[6]谓:"真心痛,因内外邪犯心君,一痛即死,厥心痛,因胸外邪犯心之包络,或他脏邪犯心之支络。"

5.1.2　病因病机

《黄帝内经》为胸痹心痛的病因学理论奠定了基础,书中虽然相关论述不成系统,散在多篇,但其内容涵盖外感、内伤病因等多个方面,尤以外邪致病说为主。如《灵枢经·五邪》[2]曰"邪在心,则病心痛";《素问·至真要大论》[1]认为风寒湿燥热诸淫所胜,皆能病心痛,尤其有"太阳司天,寒淫所胜,则寒气反至……民病厥心痛……心澹澹大动","太阳之胜……寒厥入胃,则内生心痛"之记载;《素问·刺热论》[1]又有"心热痛者,先不乐,数日乃热,热争则卒心痛"之说,提示本病与寒邪、热邪内犯心脉也有关系,强调外邪致病。

汉·张仲景在病机上以"阳微阴弦"进行了概括,言[3]"脉当取太过不及,阳微阴弦,即胸痹而痛。所以然者,责其极虚故也,今阳虚知在上焦,所以胸痹心痛者,以其阴弦故也",认为胸痹乃上焦阳气不足、下焦阴寒气盛的本虚标实之证。

隋唐以后,人们开始重视内虚发病论。隋·巢元方[4]在《诸病源候论》中指出"寒气客于五脏六腑,因虚而发,上冲胸间即胸痹",并提出胸痹"因邪迫于阳,气不得宣散,壅瘀生热"的病机转归,说明他对胸痹心痛的了解,较仲景时代又有所深入、提高。

宋元时期,有关本病的论述更为丰富。《圣济总录》[7]认为"中脏既虚,邪气客之,瘀而不散,宣通而塞"是胸痹心痛发病的主要病机。陈无择在《三因极一病证方论·九痛绪论》[8]中指出"皆脏气不平,喜怒忧郁所致",强调内因及情绪致病。金·刘完素[9]则提出"诸心痛者,皆少阴厥气上冲也",认为心肾之气冲逆是其主要病机。

明清时期,医家进一步扩充了胸痹心痛的病因。

5.1.2.1　情志致病

情志失调,伤于五脏,气血不畅,而发为胸痹。明·王肯堂认为,思虑伤神,心藏神,神伤则脏虚,心虚邪客,故而作痛。清·沈金鳌[10]在《杂病源流犀烛》中对情志因素致心痛进行了总结:"七情之由作心痛,……曷言乎心痛由七情也?经云:喜则气散,怒则气上,忧则气沉,思则气结,悲则气消,恐则气下,惊则气乱,除喜之气能散外,余皆足令心气郁结而为痛也。"

5.1.2.2　饮食不节

饮食不当,损伤脾胃,痰饮内生,故胸痹心痛。如明·秦景明[11]在《症因脉治》中指出"胸痹之因,饮食不节,饥饱损伤,痰凝血滞,中焦混浊,则闭食闷痛之症作矣……",强调饮食不节而痰凝血滞之因。清·李用粹的《证治汇补》中则提出了心痛的痰热病因[12]:"肺郁痰火,忧恚则发,心膈大痛,攻走胸背。"

5.1.2.3　劳逸失度

劳则气耗,久病者耗伤气血,心气不足,血不养心,则心痛作矣。李梴[13]在《医学入门》中谓:"盖心劳曲运神机,则血脉虚而面无色,惊悸梦遗盗汗,极则心痛……"

5.1.2.4　脏腑虚弱

《景岳全书》[14]云"气血虚寒,不能营养心脾者,最多心腹痛证,然必以积劳积损及忧思不遂者,乃有此病,或心脾肝肾气血本虚,而偶犯劳伤,或偶犯寒气及饮食不调者,亦有此证",指出胸痹心痛可由心脾肝肾之气血亏虚所致。

综上所述,"胸痹心痛"的病因病机多为虚实夹杂,在脏腑虚弱的基础上外感六淫、内伤七情、饮食不节、劳逸失度而发病。

5.1.3 治 疗

《内经》已提到关于"心病"的药物治疗,如《灵枢经·五味》[2]有"心病宜食薤"的记载。

至汉代,张仲景[3]认为胸痹心痛的病因病机为"阳微阴弦",治疗宜宣痹通阳。《金匮要略》记载有在此治则基础上的诸如豁痰开结、通阳化饮、理气行痹、温阳逐寒等一系列行之有效的治法与方药,如瓜蒌薤白白酒汤、瓜蒌薤白半夏汤等,这些方药目前在临床上仍得到广泛应用。

唐·孙思邈[15]在《千金要方》和《千金翼方》中总结了针灸治疗心痛的许多有效的经验,如"心痛引背不得息刺足少阴,不已取手少阴"。另外,书中也记载了"大乌头丸""细辛散""蜀椒散"等散寒止痛、宣痹通阳之方。

自宋代开始,胸痹心痛的治疗逐步完善,具体包括扶正和祛邪两个方面。

(1)扶正,如宋代《太平惠民和剂局方》[16]中治疗"积劳虚损……心虚惊悸……"的人参养荣汤,为补益气血、养心安神之经典方剂。而明·张介宾重视以补益肝肾之精治疗胸痹心痛,为后世补肾治疗胸痹心痛奠定了理论基础。

(2)祛邪,以活血化瘀及行气开郁应用最为广泛。清·王清任[17]所著的《医林改错》,可谓一部活血化瘀法的专著,其创立的血府逐瘀汤、膈下逐瘀汤、少腹逐瘀汤、身痛逐瘀汤、通窍活血汤、补阳还五汤等名方,至今仍为活血化瘀法的经典效方。清·唐容川[18]著有《血证论》,其中指出血虚亦可致瘀:"不补血而去瘀,瘀又安能尽去哉。"治疗宜补血祛瘀,方用圣愈汤加桃仁、牡丹皮、红花等。行气开郁法是胸痹心痛之气滞心脉证的一种治法。宋代方书《太平圣惠方》[19]及其后的《圣济总录》[7]均记载有大量行气开郁方剂,且许多方剂使用了陈皮、青皮、枳实、枳壳、木香、大腹皮、槟榔等芳香行气的药物。

综上所述,随着胸痹心痛病因病机的逐步完善,其治疗方法也日益丰富,即以祛邪扶正为总纲,或宣痹通阳、活血化瘀、行气开郁以使气血流通,或补益气血、滋补肝肾、健运脾胃以匡扶正气,这为现代治疗冠心病提供了深厚的理论基础及丰富的治疗经验。

5.2　祝光礼论治冠心病的主要学术特色

5.2.1　病因病机

胸痹心痛的发生主要与年迈体弱、嗜烟、平素过逸、嗜食肥甘、情志不调(忧思、郁怒)等因素有关。其基本病机是心脉痹阻,即仲景所谓之"阳微阴弦"。"阳微"是心阳虚弱,即本虚;"阴弦"泛指寒凝、气滞、血瘀、痰阻等,即标实。病位在心,属虚实夹杂之证。祝师根据其发作特点,结合冠心病现代医学认识将其分为稳定期、不稳定期及介入手术前后分期。稳定期相当于稳定型心绞痛,胸闷胸痛发作有时,规律固定,或偶有发作。稳定性冠心病包括三种情况,即慢性稳定型劳力型心绞痛、缺血性心肌病和急性冠脉综合征之后稳定的病程阶段。稳定性冠心病,该阶段病情相对稳定,病性虚实夹杂,治法宜虚实兼顾,扶正祛邪,调顺气血,以益气养阴、健脾活血为治疗大法。不稳定期相当于急性冠脉综合征,包括不稳定型心绞痛、急性非ST段抬高型心肌梗死、急性ST段抬高型心肌梗死。该阶段病理机转复杂,变化多端,发展迅速。心之气血不利,不通则痛为该阶段的主要病机,气滞、血瘀、痰浊为最突出的病理基础,因此理气活血、宣痹化痰是该阶段的主要治法。在冠状动脉介入治疗的围手术期,术前多气滞、血瘀、痰浊,术后多气阴两虚夹瘀,故术前以理气活血、宣痹化痰为治法,术后以益气养阴、活血化瘀为治法。

5.2.2　临床分型

(1)气滞血瘀证

临床表现:胸闷心痛,乏力气短。脉弦,舌淡暗而紫,苔薄白,舌下络脉青紫。

治法:理气活血。

方药:丹参饮、血府逐瘀汤加减。

丹参15g	降香12g	柴胡12g	炒枳壳6g
桃仁12g	红花6g	当归12g	赤芍12g
生地黄12g	川芎12g	大枣15g	陈皮6g

中成药:通心络胶囊、复方丹参滴丸。

（2）痰瘀痹阻证

临床表现:胸脘痞闷,心前区痛,或痛引肩背,气短喘促,痰多,肢体沉重,形体肥胖。脉弦滑,舌质暗,舌苔厚腻,舌下络脉青紫。

治法:理气化痰,活血化瘀。

方药:瓜蒌薤白半夏汤、血府逐瘀汤加减。

瓜蒌皮12g	薤白12g	制半夏12g	柴胡12g
黄芩6g	陈皮6g	竹茹12g	炒枳实6g
桃仁12g	当归12g	川芎12g	丹参15g

中成药:血滞通胶囊、血府逐瘀胶囊、血塞通片。

（3）气阴两虚夹瘀证

临床表现:胸闷心痛,心悸烦热,夜间盗汗。脉细数或促,舌质淡或红,苔少乏津,舌下络脉青紫。

治法:益气养阴,活血化瘀。

方药:生脉散、增液汤、四物汤加减。

党参30g	黄芪30g	麦冬12g	生地黄12g
玄参12g	降香12g	五味子6g	丹参15g
赤芍15g	川芎12g	当归12g	浮小麦30g

中成药:黄芪生脉饮、生脉胶囊。

（4）阳气欲脱证

临床表现:胸闷心痛,大汗淋漓,萎靡欲寐。脉弦细数,舌淡或暗,苔白。

治法:益气温阳,救逆固脱。

方药：参附汤、生脉散、桂枝甘草龙骨牡蛎汤、葶苈大枣泻肺汤加减。

党参30g	黄芪30g	制附子6g	煅龙骨15g
煅牡蛎15g	僵蚕12g	地龙12g	麦冬12g
五味子6g	玉竹12g	葶苈子12g	大枣15g

（5）气虚血瘀证

临床表现：偶有胸闷心悸，持续时间较短，经休息数分钟可自行缓解。脉弦细，舌质淡红，苔薄白。经冠状动脉CTA或冠状动脉造影确诊，或经规范冠心病二级预防治疗，复查冠状动脉CTA或冠状动脉造影，提示冠脉狭窄程度仍在加重或狭窄程度减轻不明显。

治法：益气活血，软坚散结。

方药：通冠益气协定方。

党参15g	黄芪30g	丹参15g	三七3g
水蛭3g	牡蛎30g	贝母15g	玄参12g
降香12g	大枣9g		

5.2.3　兼　证

5.2.3.1　兼　寒

寒为阴邪，易伤阳气，且寒性凝滞、收引。若寒邪侵犯心阳，则心阳不振，心脉凝滞，不通则痛，故见胸闷胸痛。《素问》[1]曰：血气者，喜温而恶寒，寒则气不能流，温则消而去之。故其治则宜通阳散寒，可予瓜蒌薤白白酒汤及桂枝人参汤加减。

5.2.3.2　兼水饮

水饮为疾病进展过程中形成的病理产物，水湿内停阻滞气机，可引起血行不畅，而内有瘀血，影响三焦传变，可导致水湿内停。水湿瘀血互为因果，故治之当以活血利水，桂枝茯苓丸加减。另有胸痹日久，肾阳虚衰，不能制水，水气凌心而见心悸喘促者，治宜温阳利水，予真武汤加减。

5.2.4　冠心病的病理转归

冠心病即胸痹心痛,其病位在心,与肝、脾、肾相关,病机为虚实夹杂。虚不外气血阴阳亏虚,本虚而致标实,经云"气为血之帅,血为气之母",气虚而血瘀,阴虚而血瘀,"不通则痛","不荣则痛",发为胸痹心痛。实则责之于气滞、血瘀、痰阻、寒凝,实邪阻滞心脉而发为胸痹。病情进一步发展,瘀血猝然闭阻心脉,心痛彻背,背痛彻心,手足青至节,而发为真心痛,甚而脉微欲绝,心阳欲脱,危及生命。若心肾阳虚,水饮凌心射肺,则可见喘促、水肿及支饮等。若心气不足,心阳不振,则可兼见心动悸、脉结代。

5.3　祝光礼运用膏方治疗冠心病的理论依据

5.3.1　祝光礼冠心病发病观

随着社会的不断发展,冠心病(即胸痹心痛)的发病率也日益升高,且发病年龄大幅提前,归根结底与社会环境及自然环境的改变有关。祝师认为生活节奏的加快、工作压力的加大、熬夜等均可导致心气耗损,阴血亏虚,而自然环境的污染、吸烟、饮食不节等使痰浊、瘀血内生,或"不荣则痛",或"不通则痛",而发为胸痹心痛。祝师结合现代医学理论,将胸痹心痛分为稳定期和不稳定期,膏方治疗冠心病主要用于稳定期。稳定期以本虚为主,多为气虚、阴虚,兼有标实,如痰浊、气滞及瘀血,总以益气养阴活血为法。

5.3.2　祝光礼膏方治疗冠心病的理论基础

冠心病为慢性病,患者一般需要长期服用多种药物。因久病耗损及药物影响,患者多体质欠佳,易出现气血阴阳亏虚及脾胃失调;且冠心病、心绞痛反复发作,导致患者多合并焦虑、抑郁等情绪,依从性欠佳。膏方因其有效成分含量高、作用稳定持久、服用方便、效用缓和,故可长时间服用,缓缓图之,以扶正祛邪、改善体质,并可制约西药不良反应,增加患者的治疗信心。

5.4 膏方治疗冠心病医案

【医案一】

患者,徐某,男,76岁。

病史:有冠心病及糖尿病病史。曾行冠状动脉造影检查,示冠脉病变严重,并植入支架两枚。虽坚持西医规范化治疗,但活动后仍时有胸闷胸痛,有时心中悸动不安,精神焦虑易烦躁,夜寐不安,并有口干喜饮、头昏脑胀、面红目糊,二便尚可。脉弦细,苔薄白,舌质红。

病机:心肾阴虚,兼肝阳上亢。

治法:滋养心肾,理气宽胸兼平肝潜阳。

方药:

生晒参90g	太子参200g	黄芪200g	天冬200g
麦冬200g	五味子90g	郁金200g	紫苏梗150g
檀香90g	石斛200g	西洋参90g	天麻200g
白芍200g	枸杞子250g	山药250g	石决明250g
生地黄200g	制首乌250g	桑椹250g	莲子肉250g
灯心草60g	炒薏苡仁120g	柏子仁120g	夜交藤200g
佛手60g			

辅料:

阿胶250g	龟甲胶200g	鹿角胶200g	黑芝麻500g
胡桃肉500g	黄酒250ml	冰糖250g	

上述药物炼成膏,早晚各服一勺,开水冲服。

按语:患者久患消渴(糖尿病),《临证指南医案·三消》[20]指出"三消一证,虽有上、中、下之分,其实不越阴亏阳亢,津涸热淫而已"。阴虚内热,灼津液而成瘀血,瘀血内阻,心脉不畅,心失所养而发为胸痹,故胸中痛闷心悸时作;日久水不涵木,虚阳上越,故见头晕面红而目糊;阴不敛阳,故夜寐欠安;阴虚则内热,故焦虑烦躁。方中以滋补心肾为主,取养心汤及生脉散加减,益气养阴,安神定志,兼加灯心草清心除烦以助眠,予左归丸加减补肾填精,"壮水之主,以制阳光",兼予天麻、石决明、白芍平肝潜阳。《素问·调经论》[1]曰:"人之所有者,血与气耳。"《难经·二十二难》[21]曰:"气主煦之,血主濡之。"气行血而血载气,气行则血行,故予郁金、紫苏梗、檀香活血行气。全方成膏,补而不滞,缓缓图之,心肾同治,气血并行,使肾水渐复,血脉流通,虚阳内潜,则"阴平阳秘,精神乃治"。

【医案二】

患者,许某,男,85岁。

病史:冠心病支架术后1年,有慢性胃炎病史。近期夜间偶有胸闷,伴乏力,无胸痛及活动后气短,无心悸,偶有中脘胀闷不适,夜寐尚安,偶有盗汗,胃纳一般,大便偏干、欠畅。脉细弱,舌质红,苔薄白。

病机:气阴两虚,兼脾虚失运。

治法:益气养阴,理气健脾。

方药:

生晒参90g	太子参200g	黄芪200g	天冬200g
麦冬200g	五味子90g	紫苏梗120g	郁金200g
檀香60g	薤白90g	山药200g	茯苓200g
莲子肉250g	竹茹100g	佛手60g	木香60g
炒枳壳60g	枸杞子250g	石斛200g	桑椹200g
玉竹200g	砂仁60g	淮小麦200g	

辅料:

阿胶250g	龟甲胶200g	黑芝麻250g	胡桃肉250g
黄酒250ml	冰糖250g		

上述药物炼成膏,早晚各服一勺,开水冲服。

按语:患者冠心病支架术后1年,长期服用阿司匹林肠溶片等西药,且本有慢性胃炎之证,脾胃虚弱,故脾胃受损,时有胃脘不适。《素问·灵兰秘典论》[1]曰:"脾胃者,仓廪之官。"《医宗必读·脾胃后天本论》[5]曰:"脾何以为后天之本? 盖婴儿既生,一日不食则饥,七日不食则肠胃涸绝而死。……故曰:后天之本在脾。"脾为后天之本,脾胃虚弱,则化生乏源,气血亏虚,气虚则无以行血,血虚则脉络不利,导致心脉不畅,故时而胸闷,时感乏力。阴血不足,故夜间盗汗,肠道失于濡养,故大便干而不畅。方中以生脉散为主,辅以石斛、玉竹、天冬、黄芪、太子参以益气养阴,兼予淮小麦益气养心敛汗;予茯苓、山药、莲子肉、砂仁补脾益胃;脾虚易生痰,郁而化热,故加竹茹、炒枳壳、木香清热化痰,行气除满;胸中气血不畅,故以郁金、紫苏梗、檀香、薤白以活血通络,宽胸行气。全方成膏,在调理脾胃基础上益气养阴,行气通络,使生化有源、气血通畅,故而胸闷渐消。

【医案三】

患者,王某,男,64岁。

病史:患冠心病及高血压多年,并有肾上腺腺瘤病史。目前感腰膝酸软不适,畏寒,无明显心悸、胸闷胸痛,有时少许头昏,夜寐尚安,纳可,二便无殊。脉沉细,舌淡暗,苔薄白。

病机:肝肾亏虚,气虚络瘀。

治法:补益肝肾,佐行气通络。

方药:

枸杞子250g	生地黄250g	熟地黄250g	山茱萸150g
山药250g	茯苓200g	杜仲200g	制首乌200g
桑寄生200g	肉苁蓉200g	巴戟肉200g	菟丝子200g
覆盆子200g	黄芪200g	泽泻150g	天麻200g
白芍200g	郁金200g	橘络60g	莲子肉250g
太子参200g	五味子90g	天冬200g	麦冬200g
砂仁60g	灵芝孢子粉20g		

辅料：

阿胶 250g   炒芝麻 250g   龟甲胶 200g   冰糖 250g

黄酒 500ml   炒核桃 250g

上述药物炼成膏，早晚各服一勺，开水冲服。

按语：《素问·六节藏象论》[1]云："肾者，主蛰，封藏之本，精之处也。"《医宗必读》[5]有云："经曰：治病必求于本。…… 而本有先天后天之辨。先天之本在肾，肾应北方之水，水为天一之源。"患者年过花甲，肾气渐亏，且患冠心病、高血压多年，久病致虚，进一步耗伤肾精。肾主骨，腰为肾之府，肾精不足故见腰膝酸软，真阳不足故见畏寒；水不涵木，肝阴亏虚，虚阳上越，故时有头昏。治宜补肝肾、填精髓，故予六味地黄汤滋补肝肾，加巴戟肉、菟丝子、覆盆子、桑寄生、杜仲、制首乌、肉苁蓉之类以阴阳双补并健腰膝强筋骨；阴虚阳亢，故加天麻以平肝潜阳；久病耗气伤阴，故予生脉散益气养阴。为防滋腻碍胃，予砂仁、莲子肉、郁金、橘络健脾理气通络。全方补益先天之本并兼顾后天之本，补中有消，阴阳兼顾，共奏补益肝肾、行气通络之功。

【医案四】

患者，陈某，男，53岁。

病史：患冠心病及糖尿病多年，长期规范服用西药治疗，但平素工作紧张，时有加班熬夜，心悸、心前区闷塞不适仍间断发作，伴口干，胃纳尚可，夜寐欠安，大便溏烂、次数增多。脉细，舌红，苔薄白。

病机：心之气阴两虚。

治法：益气养阴，宁心安神，理气宽胸。

方药：

太子参 200g   黄芪 150g   天冬 200g   麦冬 200g

五味子 90g   郁金 200g   石斛 200g   檀香 60g

砂仁 60g   丹参 150g   龙齿 250g   灯心草 60g

山药 250g   茯苓 200g   炒酸枣仁 120g   莲子肉 250g

| 炒白术150g | 紫苏梗120g | 枸杞子250g | 生晒参90g |
| 天花粉200g | 佛手60g | 夜交藤200g | 灵芝孢子粉30g |

辅料：

| 阿胶250g | 黑芝麻250g | 龟甲胶200g | 胡桃仁250g |
| 黄酒500ml | 木糖醇250g | | |

上述药物炼成膏，早晚各服一勺，开水冲服。

按语：患者为中年男性，平素工作紧张，熬夜较多，久则耗气伤阴，心神失养，故见心悸、胸闷及口干诸症；长期服用多种治疗冠心病及糖尿病的西药，损伤脾胃，兼情绪紧张，多忧多虑，肝失疏泻，横逆犯脾，故见大便溏烂而次数增多。方中以生脉散加减益气养阴。生脉散出自《内外伤辨惑论》[22]，为治疗气阴两虚之常用方剂。其中，人参益气生津为君药，臣以麦冬养阴清热，佐以五味子收敛心肺之气，使气复津生，汗止阴存，脉得气充，则可复生，故名生脉。心神失养，心悸失眠，故予炒酸枣仁、龙齿、灯心草、夜交藤安神定志，清心除烦。气血不畅，胸闷频发，故予郁金、丹参、檀香、紫苏梗、佛手活血理气。因脾虚便溏，故予山药、炒白术、茯苓、砂仁健运脾胃。全方用药轻灵，补中有泻，气血并调，兼顾脾胃，使心气得复，津液得生，气血通畅而诸症渐消。

【医案五】

患者，范某，女，74岁。

病史：因反复心悸、胸闷就诊，多于活动后出现，伴口干喜饮，夜寐欠安，大便正常。时有结膜充血。曾行冠状动脉造影检查，示冠状动脉斑块并轻度狭窄。脉细，舌红，苔薄白。

病机：气阴两虚兼火旺。

治法：益气养阴，宁心安神，滋养肝肾。

方药：

| 生晒参60g | 黄芪200g | 太子参200g | 天冬200g |

麦冬200g	五味子90g	石斛200g	西洋参60g
山药200g	莲子肉250g	茯苓200g	白菊花90g
泽泻150g	制首乌200g	郁金200g	桑椹200g
枸杞子200g	灯心草60g	合欢皮90g	砂仁60g
夜交藤200g	紫苏梗120g	天花粉200g	

辅料：

| 阿胶250g | 龟甲胶200g | 黑芝麻250g | 胡桃仁250g |
| 黄酒500ml | 冰糖250g | | |

上述药物炼成膏，早晚各服一勺，开水冲服。

按语：患者症状及舌脉表现为气阴两虚兼火旺之象。阴虚内热，津液受损，故口干喜饮。阴虚火旺，扰动心神，神志不宁，故夜寐不安。肝在窍为目，肝阴亏虚，肝火上炎，灼伤血络，故时有结膜出血。治疗以生脉散为基础，益气养阴，加西洋参、石斛、天花粉清热生津。予山药、桑椹、枸杞子、阿胶、龟甲胶、黑芝麻、胡桃肉滋补肝肾，加白菊花以清热平肝。为防滋腻碍胃，予山药、莲子肉、茯苓、砂仁健脾和胃。全方成膏，缓缓图之，虚则补之，实则泻之，使"阴平阳秘，精神乃复"。

参考文献

[1] 钱超尘.黄帝内经：素问.北京：人民卫生出版社，1998.

[2] 刘衡如.灵枢经.校勘本.北京：人民卫生出版社，2000.

[3] 张仲景.伤寒杂病论.北京：中国中医药出版社，2019.

[4] 巢元方.诸病源候论.影印本.北京：人民卫生出版社，1955.

[5] 李中梓.医宗必读.北京：人民卫生出版社，2006.

[6] 王肯堂.证治准绳.北京：人民卫生出版社，2005.

[7] 赵佶.圣济总录.校点本.郑金生，汪惟刚，犬卷太一，校点.北京：人民卫生出版社，2013.

[8] 陈无择.三因极一病证方论.北京：中国中医药出版社，2007.

［9］ 刘完素.素问病机气宜保命集.北京:人民卫生出版社,2005.

［10］ 沈金鳌.杂病源流犀烛.北京:中国中医药出版社,1994.

［11］ 秦景明.症因脉治.北京:人民卫生出版社,2005.

［12］ 李用粹.证治汇补.北京:人民卫生出版社,2006.

［13］ 李梴.医学入门.北京:人民卫生出版社,2006.

［14］ 张景岳.景岳全书.太原:山西科学技术出版社,2006.

［15］ 孙思邈.备急千金要方.北京:中国医药科技出版社,2011.

［16］ 太平惠民和剂局.太平惠民和剂局方.北京:中国医药科技出版社,2019.

［17］ 王清任.医林改错.北京:中国医药科技出版社,2011

［18］ 唐容川.血证论.北京:中国中医药出版社,2005.

［19］ 王怀隐,等.太平圣惠方.郑金生,汪惟刚,董志珍,校点.北京:人民卫生出版社,
2016.

［20］ 叶天士.临证指南医案.上海:上海科学技术出版社,1959.

［21］ 扁鹊.难经.北京:中国医药科技出版社,2018.

［22］ 李东垣.内外伤辨惑论.北京:人民卫生出版社,2007.

（魏丽萍,陈启兰）

6 心力衰竭

6.1 中医对心力衰竭的认识

心力衰竭，又称充血性心力衰竭或心功能不全，指心脏的收缩功能和（或）舒张功能发生障碍，不能将静脉回心血充分排出心脏，导致静脉系统血液淤积，动脉系统血液灌注不足，从而引起心脏循环障碍的临床综合征，其集中表现为肺瘀血、体循环瘀血。

中医古籍最早并没有"心力衰竭"这一名称，与心力衰竭相关的内容往往散见于各疾病章节，现按照时间顺序将中医描述心力衰竭的文献整理如下。

6.1.1 先秦时期——《黄帝内经》"心痹""心胀""心咳"及水肿的治则

中医古籍对心力衰竭的最早描述可追溯于《黄帝内经》。《素问·痹论》[1]有"脉痹不已，复感于邪，内舍于心"及"心痹者，脉不通，烦则心下鼓，暴上气而喘"的论述。心痹属五脏痹证之一，由脉痹日久，反复感受外邪，侵及心脏而致心之气血痹阻所发。心痹的临床表现以心悸、气喘、胸闷、遇劳则甚、心烦易惊、唇面青紫、舌质紫暗或有瘀点、脉沉弦或结代等症为主，甚则可见肢体水肿或胁下痞块，或阳气厥脱而见呼吸喘促、不得平卧、大汗淋漓、四肢厥冷等。从《素问·痹论》对心痹的发病症状等论述来看，心痹与现代医学的风湿性心脏病或合并急性肺水肿颇类似。

《灵枢经·胀论》[2]载："夫心胀者，烦心短气，卧不安。"此处讲心胀病位在心，其气不通则突发心烦、气短、气喘、不能平卧等表现，与急性肺水肿的临床表现极为相似。《华氏中藏经》[3]对心胀的症状描述较《黄帝内经》更加完备。《华氏中藏经·论心脏虚实寒热生死逆顺脉证之法第二十四》曰："心胀则心烦短气，夜卧不宁，心腹痛，懊憹，肿气来往，上下行痛，有时休作。"其在心烦、气短、不能平卧的基础上，又增加了心腹痛、水肿等症状。

《黄帝内经》对心咳亦多有论述。如《素问·咳论》[1]载："心咳之状，咳则心痛，喉中介介如梗状，甚则咽肿喉痹。"《黄帝内经》所说"心咳"的临床特征是咳引胸痛，咽喉有刺痛和梗阻感，甚至咽喉肿痛，结合《黄帝内经》原文可见其产生的机制为心火上炎，克伐肺金，使肺失清肃，肺气上逆而咳。此外，《素问·咳论》[1]还有"五脏六腑皆令人咳，非独肺也"及"此皆聚于胃，关于肺，使人多涕唾，而面浮肿气逆也"的论述，指出心咳病尚有痰饮聚胃、气逆于肺、面浮水肿等多种并发症。《黄帝内经》中有关心力衰竭的认识和描述对后世医家有着巨大的影响。

《素问·汤液醪醴论》[1]云："帝曰：其有不从毫毛而生，五脏阳以竭也，津液充郭，其魄独居，孤精于内，气耗于外，形不可与衣相保，此四极急而动中，是气拒于内而形施于外，治之奈何？岐伯曰：平治于权衡，去菀陈莝，微动四极，温衣缪刺其处，以复其形。开鬼门，洁净府，精以时服；五阳已布，疏涤五脏，故精自生，形自盛，骨肉相保，巨气乃平。"所论水肿病"不从毫毛而生，五脏阳以竭也"，说明非外感，为内伤所致，由五脏阳气郁遏，气行不畅，阻碍津行，津停为水，泛溢肌肤，形成水肿，其症状危重者，"形不可与衣相保，此四极急而动中"，水气充斥胸腹腔、肌肤，四肢极度浮肿，气促喘悸。治疗原则为"平治于权衡"，即恢复阴阳动态平衡。大法为"开鬼门"（发汗）、"洁净府"（利小便）、"去菀陈莝"（通大便），这对后世影响颇大。

6.1.2　东汉时期——张仲景"心水""水湿痰饮"及水肿的治则

张仲景对心水的阐发被后世认为是中医古籍中最接近于心力衰竭的论述。《金匮要略·水气病脉证并治》[4]云"心水者，其身重而少气，不得卧，烦而悸,其人阴肿,水停心下,甚者则悸,微者短气","水在心,心下坚筑、短气、恶心不欲饮",水从心生,必然有心病的常见症状,如心悸、胸闷等,总结之还有短气、心烦、不得卧、恶心、水肿身重等主要表现。其所述的症状与慢性心力衰竭的表现接近。

《金匮要略·痰饮咳嗽病脉证并治第十二》[4]曰:"四饮何以为异?师曰:其人素盛今瘦,水走肠间,沥沥有声,谓之痰饮;饮后水流在胁下,咳唾引痛,谓之悬饮;饮水流行,归于四肢,当汗出而不汗出,身体疼重,谓之溢饮;咳逆倚息,短气不得卧,其形如肿,谓之支饮。"《金匮要略·水气病脉证并治第十四》[4]云:"师曰:病有风水,有皮水,有正水,有石水,有黄汗。风水,其脉自浮,外证骨节疼痛,恶风;皮水,其脉亦浮,外证胕肿,按之没指,不恶风,其腹如鼓,不渴,当发其汗;正水,其脉沉迟,外证自喘;石水,其脉自沉,外证腹满不喘;黄汗,其脉沉迟,身发热,胸满,四肢头面肿,久不愈,必致痈脓。"其中,"溢饮""风水""皮水""石水"临床表现为水肿,类似于现代医学的右心衰竭;"支饮"临床表现为气促,接近于左心衰竭。

《金匮要略·水气病脉证并治第十四》《金匮要略·痰饮咳嗽病脉证并治第十二》[4]指出"病痰饮者,当以温药和之","师曰:诸有水者,腰以下肿,当利小便;腰以上肿,当发汗乃愈",成为后世治疗该病的指导大法。另外,张仲景还提出了补益心阳、温阳利水等治法,他在《伤寒论》中提到的治水方(如桂枝甘草汤、真武汤、葶苈大枣泻肺汤等)和治痰方(如苓桂术甘汤方、小半夏汤、十枣汤、小青龙汤等)沿用至今,仍是中医临床治疗心力衰竭的常用方剂。

6.1.3 "心衰"最早出现的年代

就中医古籍而言,"心衰"二字最早出现于晋·王叔和的《脉经·脾胃部第三》[5]中,曰"脾者土也,有一子,名之曰金,土亡其子,其气衰微,水为洋溢,浸渍为池,走击皮肤,面目浮肿,归于四肢。愚医见水,直往下之,虚脾空胃,水遂居之,肺为喘浮。肝反畏肺,故下沉没,……心衰则伏,肝微则沉,故令脉伏而沉。工医来占,固转孔穴,利其溲便,遂通水道,甘液下流,亨其阴阳,喘息则微,汗出正流,肝着其根,心气因起,阳行四肢,肺气亨亨,喘息则安"。这段话是从五脏间的生克关系来讨论的,首先是脾土失去了肺金的宣肃而导致脾气衰微,不能制水,而水气泛滥导致头面四肢浮肿。由于心力衰竭后期有明显的水肿,因而此处的水肿症状常被当作描述心力衰竭的重要证据。需要指出的是,就原文而言,是从脾立论,尚未涉及中医的心。因此,此段主要描述的是脾虚导致的水肿,但其与心力衰竭在症状和治法上均有相似之处。

6.1.4　金元清——王清任"瘀血理论"

金元至明代,中医对心力衰竭的描述和认识多囿于前人学说,少有完整的理论,有关的内容只是散见于心悸、怔忡、水肿、喘证等病门下,故不再赘述。清代医家对心力衰竭的认识亦多为前人理论的诠释,但王清任发展了"瘀血"理论,在《医林改错》[6]中开创了活血化瘀法治疗心力衰竭的先河。他认为体内瘀血系"元气虚"而致,"血管无气,必停而为瘀","血积既久,其水乃成","瘀血化水,亦发水肿,是血病而兼也"。并且,他指出"治血以治水",竭力主张补气活血化瘀,并创制血府逐瘀汤、膈下逐瘀汤等方剂,丰富了中医对心力衰竭的治疗。

6.1.5　新中国成立后的发展

近几十年来,随着中医学的发展,中医对心力衰竭的病名、病因病机、辨证分型、治则方药等的研究均取得了长足的进步。姚耿圳在《慢性心力衰竭中西医结合临床路径的构建与评价研究》中指出,根据现代文献调研、分析及专家咨询的结果,支持将心力衰竭病名统一为"心力衰竭病"。用"心力衰竭病"作为中医病名,既不失中医特色,又能在病因病机、诊断治疗、病证结合及中西医结合研究等方面与西医找到共同切入点,有助于心力衰竭中医诊治水平的提高和创新,故此名称现今在临床上被广泛应用。现代医家对心力衰竭病机的认识则趋于一致,认为本病为本虚标实之证,本虚多见气虚、阴虚、阳虚,标实多见血瘀、水饮、痰浊。治疗以益气为根本,以益气、养阴、温阳、活血、利水、健脾、化痰为总原则。

6.2 祝光礼论治心力衰竭的主要学术特色

中医没有"心力衰竭"的病名,相关论述分散在心力衰竭临床表现的症状中,如喘、哮、肿。心力衰竭散见于喘证,水、湿、饮,小便不利,癃闭,咳嗽,癥瘕,惊悸,怔忡,汗症等相关部分。

6.2.1 病因病机

6.2.1.1 心力衰竭的病因

(1)外感六淫伤肺 《素问·痹论》[1]曰:"风寒湿三气杂至,合而为痹也,痹不已,复感于邪,内舍于心,所谓痹者,各以其时,重感于风寒湿之气也。"《素问·至真要大论》[1]云:"太阳之胜……寒厥入胃,则内生心痛。"所谓百病皆随季节变,风寒、暑湿、燥火大抵如此,寒气盛行,心有不适,水邪异常,反复犯心可致心力衰竭。多见心肌炎、风心病所致的心力衰竭,外感之邪犯心,随着病情发展可导致心力衰竭的发生。清·李用粹在《证治汇补》[7]中记载"肺为盛痰之器",外感六淫伤肺,肺虚则肺主通调水道的作用减弱,而致水饮内生。

(2)饮食不节伤脾 脾为生痰之源。《素问·生气通天论》[1]曰:"味过于咸,大骨气劳,短肌,心气抑。味过于甘,心气喘满。"五脏的生理病理相互联系,饮食不当可伤及脾胃而累及于心,脾虚湿聚,最后导致心力衰竭的发生。《儒门事亲·酒食所伤》[8]即有"夫膏粱之人,酒食所伤,胸闷痞隔,醉心"之记载。明·龚廷贤在《寿世保元》[9]中云"酒性大热有毒,大热能助火,一饮下咽,肺先受之……酒性喜升,气必随之,痰郁于上,溺涩于下,肺受贼邪,不生肾水,水不能制心火,诸病生焉……或心脾痛",说明饮食不节可导致心力衰竭的发生。

（3）情志伤心 《证治准绳·心痛胃脘痛》[10]云："心统性情,始由怵惕思
虑则伤神。神伤脏乃应而心虚矣,心虚则邪干之,故手心主包络受其邪而痛
也。"由此可见,情志因素可导致心病的发生,进一步发展为心力衰竭,且是
疾病反复发作的重要因素,如《素问·五脏生成篇第十》[1]曰"赤,脉之至也,喘
而坚,名曰心痹,得之外疾,思虑而心虚,故邪从之"。脾为气血生化之源,忧
思伤脾,气血运化失常,心失所养而致心力衰竭。《灵枢经·口问》[2]曰:"心者,
五脏六腑之主……悲哀愁忧则心动,心动则五脏六腑皆摇。"由此可见,情志
不遂、七情失常是导致胸痹、心力衰竭的重要因素,尤其是现代社会快节奏
的生活方式,人们的工作及生活压力较大,情志失调更是心力衰竭发生和加
重的重要因素。

房劳、久病,生育不节,房劳过度,或久病伤肾,以致肾气虚衰,不能化气
行水,遂使膀胱气化失常,开合不利,引起水液潴留体内,泛滥肌肤,而成水
肿,导致心力衰竭发生。

6.2.1.2 心力衰竭的病机

《内经》[1]云:"心者,五脏六腑之大主也,精神之所舍也。心主身之血脉,
诸血者,皆属于心。主不明,则十二官危,使道闭塞而不通,形乃大伤。"心伤
后,主要表现在气和血两方面的病变。《金匮要略》[4]曰:"心下坚,大如磐,边
如旋杯,水饮所作。"各种因素导致的水湿痰饮、阴寒内盛亦是本病的主要致
病因素。《伤寒论》[4]曰"少阴病,饮食入口则吐,心中温温欲吐,复不能吐。始
得之,手足寒,脉弦迟者,此胸中实,不可下也,当吐之。若膈上有寒饮,干呕
者,不可吐也,当温之,宜四逆汤",所描述的主要病机为肾阳虚衰,阴寒内
盛。由此可见,心力衰竭的病机是各种因素导致心的气血阴阳亏虚,形成痰
饮、气滞、血瘀,病性多虚实夹杂,以心的气血阴阳亏虚为本,寒凝、气滞、血
瘀、痰饮为标。

左心力衰竭为"肺瘀血",导致肺部水聚;右心力衰竭为"体循环瘀血",
导致水停肌肤、脏腑。综上可知两者均与机体水液代谢异常相关。《灵枢经·

经脉别论》[2]曰:"饮入于胃,游益精气,上输于脾,脾气散精,上归于肺,通调水道,下输膀胱,水精四布,五经并行。"《素问·灵兰秘典论》[1]云"三焦者,决渎之官,水道出焉","膀胱者,州都之官,津液藏焉,气化则能出矣"。饮水后,通过胃的"受纳"产生津液,津液通过脾气"升清"上输给肺,肺通过"宣发"将水谷精微向外、向上布散,并通过"肃降"向下布散至肾,再通过肾"蒸腾气化"将津液向上布散、滋润脏腑,"浊水"下输膀胱,通过肾的气化帮助膀胱将浊水排出体外,其中三焦就是津液运行的通道。由此可见,心力衰竭病位在心,与肺、脾、肾、三焦、膀胱相关,中间任何一个脏腑功能出现异常均可能导致心力衰竭的发生,且肺、脾、肾三脏尤为重要。诚如《景岳全书·肿胀》[11]所云:"凡水肿等证,乃肺脾肾三脏相干之病。盖水为至阴,故其本在肾;水化于气,故其标在肺;水唯畏土,故其制在脾。今肺虚则气不化精而化水,脾虚则土不制水而反克,肾虚则水无所主而妄行。"

祝师认为虚在心、肺、脾、肾,实邪为水、湿、痰,日久则生瘀。其中,"脾虚""肾阴亏"尤为重要。对脾来说,脾为"后天之本",五行属土,内含五行"载物",所产生的水谷精微营养滋润五脏及补充先天之精。《内经》[1]云:"得胃气则生,失胃气则死。"对肾来说,肾为后天之本,肾精化生五脏,调节诸脏腑;肾中阴阳互根。肾贮藏真阴真阳,为赤水玄珠,阴包火,阴虚则火虚、火越、火脱,故肾虚滋阴尤为重要。"非精血无以立形体之基,非水谷无以成形体之壮",故脾肾二脏是推动人体生命活动的关键。五脏之病,只要脾肾不伤,虽重不险,脾肾一败,则病转深重。在拟制膏方补五脏时,一般重点在于补脾肾二脏。李东垣在《脾胃论·脾胃盛衰论》[12]中说"百病皆由脾胃衰而生也",故在日常生活中不仅要注意饮食营养,而且要善于保护脾胃,如在患病时,针对病情进行忌口,用药时也要顾及脾胃。所以祝师在拟制滋补膏方时,总是佐以健运脾胃之品,加用山楂、麦芽、枳壳、桔梗、苍术、砂仁、鸡内金等以健脾和胃、调畅气机,消除补药黏腻之性,以助脾运吸收之功。并在进补之前,服用开路药,以祛除外邪,消除宿滞。《景岳全书》[11]曰:"五脏之伤,穷必及肾。"若肾之精气不足,则五脏皆衰,或生长发育障碍,或衰老早夭,诚如《冯氏锦囊秘录》[13]言"足于精者,百病不生,穷于精者,万邪蜂起"。故祝师在膏方中每每加入众多补肾之品,即意在益精强身。膏方中常用太子参、党参、白术、茯苓、山药、熟地黄、菟丝子、肉苁蓉、鹿角胶、龟甲胶、鳖甲、黄芪等,补先天以充养后天,补后天以滋养先天,从而增强机体抵御外邪的能力,即所谓"正气存内,邪不可干"。

6.2.2 临床分型

祝师认为,对于慢性心力衰竭,应结合现代医学认识,针对病因进行治疗,目前临床常见的病因主要为冠心病、高血压、心肌病以及房颤、瓣膜病等。从中医角度讲,心力衰竭病位在心,涉及五脏,病机属于本虚标实,由虚致实,因实益虚。各种因素导致患者心气不足,致使水停血瘀痰阻。其中,"水停"是"实"的核心,往往是"血瘀、痰阻"的基础所在;而血瘀、水停、痰阻这些病理产物继而又妨碍气化,故而"益虚"。治疗时当标本兼顾,治本之法为益气温阳。而治标之法很多,如化瘀、降浊、祛湿、利水等,但在本病中最主要的是驱逐水湿之邪,以救心君之围,其贯穿治疗慢性心力衰竭整个过程,以求肃清病源,或兼化瘀、祛痰。根据病情变化的不同阶段,可分为心气不足、气阴两虚以及心肾阳虚等。心力衰竭临床症状多样,但多有侧重。祝师根据临床实践观察,发现慢性心力衰竭以胸痛、心悸气短、憋喘、水肿四种表现为多,并有各自的病理表现,如:胸痛患者多为气虚血瘀;心悸气短患者多为气阴两虚;憋喘患者多为肺肾两虚;水肿患者多为脾肾阳虚。祝师辨清本虚脏腑归属和气血、阴阳归属,以及所兼邪实的性质,结合临床实际,将本病分为以下几型:气虚血瘀、肺肾两虚、气阴两虚、脾肾阳虚和阳虚水泛。

6.2.2.1 气虚血瘀

慢性心力衰竭患者经过系统治疗,在临床达到稳定状态后,心功能往往在Ⅰ—Ⅱ级,水湿为患不明显,尚可胜任一般活动,但许多患者仍有不适表现,临证多有活动后心悸气短、面色晦暗、口唇青紫、胸胁满闷、自觉呼吸不畅等,休息后可缓解,双下肢无明显水肿,脉细涩,舌质紫暗,或有瘀点。故可以在西药治疗基础上加以中药治以益气活血,方用黄芪失笑散加减(黄芪30g,五灵脂15g,蒲黄15g,川芎12g,赤芍12g,当归12g,炙甘草5g,制香附15g);兼有胸痛者可合用丹参饮(丹参15g,砂仁^{后下}3g,檀香^{后下}3g);气虚甚者加用党参或生晒参,或加大益气药物的用量,酌情减少理气药物用量,或改用橘络、绿梅花、炒谷芽等轻疏气机,以达到补而不滞之目的;有痰浊者加用半夏、茯苓、竹茹、枳实等祛痰之品;有阳虚者加用桂枝、附子、炙甘草等温阳之品;有阴虚者加用生地黄、玄参、麦冬等以滋养阴液。

6.2.2.2　肺肾两虚

祝师认为心肺同居上焦,心脉上通于肺,肺朝百脉,肺气治理调节心血的运行,宗气赖呼吸之气以生而贯心脉。心主血脉,肺主气,血液能够在脉道中运行,如环无端,全赖心之阳气即肺气的推动、温煦、固摄作用。如咳喘日久,肺气受损,则肺失肃降,津液不布,势必导致肺主治节失权,气失宣肃,水津失布,甚则水瘀互结,凌心射肺,症见喘咳气促,胸闷心悸,动辄尤甚,端坐倚息,不能平卧,痰白而稀,面白唇青,尿少水肿,脉虚数,舌胖嫩、苔白或润。因此,祝师主张凡治肿者,必先治水;治水者,必先治气;治气者,必先治肺。他认为心力衰竭从肺失治节,气不化水论治,疗效满意。肺为水之上源,主一身之气,肺气宣降,则脾气得升,肾气得化,水津四布,其肿自消。祝师根据五行生化,擅长用培土生金、金水相生法,对该类患者重视调护脾胃,补肾固肺。膏方用:山药250g,茯苓250g,黄芪200g,百合200g,蜜百部200g,砂仁60g,木香60g,莲子250g,炒白术200g,炒薏苡仁200g,蜜紫菀120g,蜜款冬花120g,桔梗120g,肉豆蔻90g,仙茅120g,仙灵脾120g,巴戟天200g,肉苁蓉200g,麦冬120g,石斛120g,灵芝孢子粉10袋,阿胶250g,龟甲胶100g,鹿角胶150g,冰糖250g,黄酒500ml,黑芝麻250g,核桃肉250g。气喘甚加生晒参、蛤蚧。

6.2.2.3　气阴两虚

心力衰竭患者的气阴两虚证在临床上也十分多见,特别是长期应用利尿剂者,临证多表现为心悸气短,倦怠乏力,动辄汗出,头晕,面颧黯红或觉潮热心烦,夜寐不安,口干,脉细数,舌质红或淡红,舌苔多表现为舌质红少苔且干,或苔有裂纹。此多见于轻度的慢性心力衰竭患者,治疗以益气养阴之法为主。方用生脉散加味:黄芪15g,党参15g,麦冬15g,天冬15g,五味子9g,淮小麦30g,郁金12g,玉竹12g。寐差者合用酸枣仁汤,喘甚者合用葶苈大枣泻肺汤。食少便溏加白术、茯苓、砂仁;兼阳虚怕冷自汗加桂枝、鹿角片;偏于阴虚者宜用太子参,力缓而不燥;偏于气虚者可用生晒参;阴虚口干甚者,加用石斛、天冬、玄参、天花粉、枸杞子等,甚者则用炙鳖甲;心悸不安者加用龙齿、珍珠母、甘松、苦参、远志等;虚热者用青蒿、牡丹皮、地骨皮等。

"阴亏"与"水湿"共存,如何养阴祛湿成为临床上常见的问题,往往也是治疗争论的焦点。因为心力衰竭患者几乎都存在不同程度的水液潴留,但后期又多合并阴亏,利水则进一步伤阴,而养阴又可能加重水湿之患,各家说辞不一。祝师从临床实际出发,认为:一方面,长期应用利尿剂导致的气阴两虚,符合中医药"久服利湿药物有伤阴之弊"的理论,故可以用益气养阴的方法来纠正治疗;另一方面,慢性心力衰竭患者虽然存在水液潴留的根本问题,但长期服用利尿剂是必要的。而心力衰竭患者气阴两虚证的本质仍是心气(阳)不足,导致水不气化,潴留于内,或心气抑顿,推动无力,致水停血瘀。养阴之法确实与水湿相矛盾,但"有故无陨",故治疗上仍偏重益气。若舌象的确舌红无苔而干或有裂纹,则仍需予滋阴养阴;若水湿化浊胶固难出,则养阴还有增水行舟之妙,但仍需配合逐水之药,驱邪外出。祝师根据临床经验认为生地黄、玄参等性较滋腻,麦冬、玉竹、石斛等药性薄润,可临床选用;而猪苓适用于阴亏热结之水肿,利水而不伤阴,最为适用;所用养阴药物或利水药物视病情轻重由轻到重、由少到多,逐渐增加,方为妥当。

6.2.2.4 脾肾阳虚

慢性心力衰竭患者中表现为脾肾阳虚者多为中晚期患者或不严格遵守医嘱者,或应用利尿剂效果不明显者。临证多表现为心悸、喘息,不能平卧,颜面及肢体浮肿,或伴胸水、腹水,脘痞腹胀,形寒肢冷,大便溏泄,小便短少,脉沉细无力或结或代,舌体胖大、质淡,苔薄白。本型因水停较为严重,故治疗上需温阳化气,推动水液运行,促进水邪外出。方用五苓散或苓桂术甘汤或实脾饮加减(生晒参[另炖]9g,白术10g,白芍15g,猪苓15g,茯苓15g,泽泻12g,桂枝12g等)。脘痞腹胀明显者,可加用炒白扁豆、炒白术、炒薏苡仁,佐以砂仁、绿梅花理气和胃。水湿退却,症状改善后,则以培补脾肾为主,防止水邪卷土重来,多用参苓白术散加减,常加用菟丝子、肉苁蓉、巴戟肉、仙茅、淫羊藿等药物温补肾阳,佐以枸杞子、制黄精、制玉竹滋养肾阴。祝师认为患者表现为脾肾阳虚证者,心功能往往在Ⅲ级及以上,多属五脏俱病,阴阳失调,气血阻滞,但总以内脏阳气虚衰为本,治疗以益气温阳为主,佐以利水活血。临床上除心悸、乏力、气喘等主症外,大便溏薄、小便清长者颇多,此为脾气虚弱或脾肾阳虚不能温化之故,若同时兼见舌红少苔者,则多为阴阳两虚之证,临证处方时仍应慎用温热燥烈之品,此时以益气为主或酌加桂枝以通阳化气,或以黄芪、炒党参甚者生晒参等益气药物鼓舞阳气,缓而图之。

6.2.2.5 阳虚水泛

此证型患者多见面浮身肿,以腰以下肿为主。仲景[4]曰"腰以下肿,但利小便",因势利导,选用益气温阳、利水渗湿的药物和方剂。益气温阳多选用党参、黄芪、桂枝、白术。在利水渗湿药中,茯苓、泽泻、玉米须、薏苡仁、炒葶苈子、白茅根等为祝师所常用。茯苓,味甘、淡,性平,归心、脾、肾经,功效是渗湿利水,健脾养心。《世补斋医书》[14]曰:"茯苓一味,为治痰主药,痰之本,水也,茯苓可以行水。痰之功,湿也,茯苓又可行湿。"泽泻,味甘,性寒,归肾、膀胱经,功效是利水渗湿,泄热。《本草要略》[15]曰其"除湿通淋,止渴,治水肿"。《药性赋》云:"泽泻利水通淋而补阴不足。"[16]祝师用于利水而不伤正气、不伤阴气。玉米须味甘,性平,归膀胱、肝、胆经,功效是利水消肿,利湿退黄。薏苡仁,味甘淡,性微寒,归脾、肺、肾经。《名医别录》[17]曰:"除筋骨邪气不仁,利肠胃,消水肿,令人能食。"炒葶苈子,性寒,味辛,入肺、膀胱、大肠经,主癥瘕为积聚结气,饮食寒热,破坚逐邪,通利水道。白茅根,味甘,性寒,归肺、胃、膀胱经。《神农本草经疏》[18]载:劳伤虚羸,必内热,甘能补脾,甘则虽寒而不犯胃,甘寒能除内热,故主劳伤虚羸,益脾补中,利小便,故亦治水肿黄疸,而兼理伤寒哕逆也。张锡纯[19]评"茅根鲜者煮稠汁饮之,则其性微凉,其味甘而且淡。为其凉也,故能去实火。为其甘也,故能清虚热。为其淡也,故能利小便。又能宣通脏腑,畅达经络,兼治外感之热,而利周身之水也"。方剂多选用五皮饮、三仁汤、五苓散、苓桂术甘汤。

6.3 祝光礼治疗心力衰竭常用方剂

6.3.1 五皮饮

《华氏中藏经》[3]记载有五皮散,组方为桑白皮、大腹皮、生姜皮、陈皮、茯苓皮各等分,为粗末,每服三钱,水一盏半,煎至八分,去泽,不计时候温服,忌生冷油腻硬物。治男子、妇人脾胃停滞,头面四肢浮肿,心腹胀满,上气促急,胸膈烦闷,痰涎上壅,饮食不下……状如水病,先服此药,能疏理脾气,消退虚肿。切不可乱服泻水等药,以致脾元虚损,所患愈甚。此药平良无毒,多服无妨。《三因极一病证方论》[20]卷十四又称该方为五皮饮。方中皆用皮者,以皮能入皮,并能利水也。由于该方善行皮间之水,且药性平和,故为治疗皮水的主方。任应秋在《病机临证分析》[21]中更是称该方为"消水肿之通剂",并指出"水肿之来,肺脾肾也,桑白、大腹消肺水,陈皮、生姜消脾水,茯苓消肾水,而五药皆以气胜,气行则水行也"。因方药平和,故祝师经常用于心力衰竭出现下肢或全身浮肿的治疗中。

6.3.2 葶苈大枣泻肺汤

葶苈大枣泻肺汤出自张仲景《金匮要略》[4]"支饮不得息,葶苈大枣泻肺汤主之","肺痈,喘不得卧,葶苈大枣泻肺汤主之"。葶苈大枣泻肺汤由葶苈子、大枣两味药组成,具有泻肺行水、下气平喘之功,治疗具有邪实气闭、喘不得卧等症状之支饮或肺痈。葶苈大枣泻肺汤所治的心力衰竭属中医"支饮"范畴,其中葶苈子既有强心之力,又有泻肺行水之效。葶苈子入肺、心、脾、膀胱经,心肺同居上焦,心主血脉,为气血运行动力;肺主宣发肃降,为水之上源,通调水道;肺朝百脉,可助心行血,气行则血行,气滞则血瘀。脾主运化水湿,膀胱为水之出路,故葶苈子有通有泻,通中有泄,祛邪更有出路。心力衰竭者心气亏虚,气虚则血瘀,血不利则为水;葶苈子强其心脉,泻其心水,引水下行,通利膀胱,标本同治;另外,心为君主之官,肺为相辅之官,心主血,肺主气,肺的宣发肃降功能可助气血运行,故心病可治肺,葶苈子泻肺利水,肺气通调,则君主自明。大枣甘缓补中,补脾养心,缓葶苈子泻肺下降之势,防其泻力太过,共奏泻肺行水、下气平喘之功。由于其具有肃肺下气利水的功用,以及有强心的药理作用,故经常用于心力衰竭患者。

6.3.3　五苓散

五苓散出自《伤寒论》[4]第七十一、七十二、七十四,均描述蓄水证,第七十一、七十二为轻证,第七十四为蓄水重证。五苓散证由膀胱蓄水所致,小便不利。五苓散是两解之法,既能发汗又能利小便,使外窍通利而下窍通。方中重用泽泻,直达肾脏与膀胱,能利水祛湿,兼能泻热;猪苓、茯苓淡渗利水,增强利水渗湿之力;配白术健脾,助脾运化;加桂枝宣展气机,蒸化三焦以行水。全方功在利水渗湿,温阳化气,实现对全身气机和津液的调节,深合开宣之法,开鬼门、洁净府之要义。祝师治疗水逆、膀胱憋胀、小便不利者,经常选用该方。

6.3.4　苓桂术甘汤

苓桂术甘汤出自《伤寒论》[4]原文第六十七条,所治中焦阳气不足、脾失健运、湿邪聚为痰饮之证。该方具有温阳健脾利水降逆之功,适用于慢性心力衰竭见心悸气短、形寒肢冷、食欲不振、恶心呕吐、肝脾肿大、水肿、舌淡苔白滑、脉沉细者。对苓桂术甘汤的化学成分进行分析研究,提示该复方具有利尿、强心、抗心肌缺血、抑制心房钠尿肽(atrial natriuretic peptide,ANP)及抗利尿激素(antidiuretic hormone,ADH)释放,并可减轻肺水肿[22]。祝师常用该方治疗脾阳虚患者。祝师认为,因甘草多则令人中满,故剂量宜小,多用6g。

6.3.5 实脾散

实脾饮出自《严氏济生方》[23],"实脾散,治阴水,先实脾土。浓朴(去皮姜制炒)、白术、木瓜(去瓤)、木香(不见火)、草果仁、大腹子、附子(炮去皮脐)、白茯苓(去皮)、干姜(炮各一两)、甘草(炙半两)"。方中附子、干姜为君药,二药同用,具有温肾运脾,扶阳抑阴,利水祛湿之效。茯苓、白术为臣药,具有益气和中、健脾利水之功。木瓜醒脾和中,除湿。厚朴、木香、大腹子及草果仁四药合用,共为佐药,具有理气温中、和胃导滞、祛湿利水之功,可使气得顺、胀得缓、湿得化,则肿得消。生姜辛温之性,助君药散除水湿,助臣药温中止呕和胃,并可以解附子毒。甘草与大枣皆能健脾、补气、和中,甘草同样可解附子毒,还能调和诸药。诸药配伍,具温补肾阳、益气健脾、行气畅中、利水消肿之功。该方的配伍特点是温补肾阳与益气健脾药物同用,脾肾二脏同治,重在实脾土以制肾水;行气消胀、祛湿化浊与利水消肿药物同行,以助气顺、胀缓、湿化以及肿消。

6.3.6 生脉散

生脉散始载于金元时期张元素所著《医学启源》[24],为经典的益气养阴名方,主治热伤元气、阴液亏耗的气阴两虚。症见汗多、口渴、咽干、喘急欲脱、形体倦惰、脉虚无力、舌干红、无津,或久病心肺两虚、气阴不足、咳嗽少痰、短气自汗、口干舌燥、脉象虚软。该方组成简单,由人参、麦冬、五味子(配比为1:2:1)三味药组成。方中人参补肺生津,为主药;麦冬养阴、消热生津,为辅药;五味子固表止汗而生津,为佐使药。《医方考》[25]曰:"肺主气,正气少故少言,邪气多故多喘。此小人道长,君子道消之象。人参补肺气,麦冬清肺气,五味子敛肺气,一补一清一敛,养气之道毕矣。名曰生脉者,以脉得气则充,失气则弱,故名之。东垣云:夏月服生脉散,加黄芪、甘草,令人气力涌出。若东垣者,可以医气极矣。"祝师应用该方,每多加用黄芪以增强补气,加用天冬、石斛、玉竹以增强养阴作用。

6.3.7 参附强心合剂[自制制剂]

参附强心合剂(红参3g、附子5g、葶苈子10g、玉竹15g)是祝师在临床实践中摸索出的治疗慢性心力衰竭的有效方剂,已在临床应用十余年,可明显改善患者的临床症状。在应用西药无效的情况下,加用参附强心合剂可取得较好的疗效。该方由参附汤加葶苈子、玉竹而来。参附汤源于《圣济总录》[26],具有回阳救逆、益气固脱之功效,而由此方开发研制的参附注射液已成为抢救急症患者的必备药物。葶苈子平喘利水,使肺气清肃,水道通调;玉竹滋养心阴,又能牵制附子助阳太过;诸药合用,共同发挥益气温阳利水之功,并兼顾心阴。现代研究表明,参附汤具有延长动物耐缺氧时间,保护心肌,抗心律失常,增加冠状动脉血流量等作用;葶苈子及玉竹皆有强心作用。祝师常用该方治疗脾肾阳虚伴水停的心力衰竭患者。

6.4 膏方治疗心力衰竭医案

【医案一】

患者,黄某,女,71岁。2017年12月6日就诊。

病史: 既往有心功能不全、脑梗死、胃炎病史。刻下症见:心悸胸闷,活动后气急,双下肢浮肿;中脘作胀,餐后益甚;神疲乏力,口干喜饮;脉细、结代,苔薄,舌质偏红。

病机: 气阴两虚。

治法: 益气养阴,宁心理气健脾。

方药:

生晒参90g	黄芪200g	天冬200g	麦冬200g
五味子90g	制首乌150g	大枣60g	紫苏子150g
桑白皮150g	茯苓200g	厚朴60g	大腹皮150g
石斛200g	制香附120g	佛手60g	陈皮60g

淮小麦200g　　玉竹200g　　　天花粉200g　　玄参150g

莲子肉250g　　郁金200g　　　紫苏梗120g

辅料：

阿胶250g　　炒芝麻250g　　龟甲胶200g　　冰糖250g

黄酒500ml　　炒核桃250g　　鹿角胶200g

收膏，早晚饭前各服一匙，温开水冲服；若遇感冒或心力衰竭急性发作等急症，则停服。

2018年3月7日复诊，诉心悸胸闷、活动后气急明显减轻，双下肢浮肿已退；中脘作胀、打嗝、餐后益甚、神疲乏力已无，口微干；脉细、代，苔薄，舌质偏红。继以汤药巩固。

按语：患者气阴两虚，以黄芪生脉饮加减（人参、黄芪、天冬、麦冬、五味子、淮小麦、玉竹、天花粉、石斛、阿胶、龟甲胶）打底。"下肢浮肿"考虑水停，加用五皮饮（桑白皮、茯苓、大腹皮、陈皮，生姜因偏热伤阴，故不用），并予大枣、莲子肉健脾护胃，厚朴、香附、佛手、郁金、玄参、紫苏梗理气宽中。"气促"考虑与肺气不降相关，予紫苏子降气、止咳平喘。患者存在阴虚，又存在水停，治疗上并不矛盾，水停为浊水，非机体的阴液，无法濡润脏腑肌肤，需要通过肾的蒸腾气化作用排出体外，此时阴虚需要大补，浊水需排，故黄芪生脉饮益气养阴治本，利尿、降肺气、理气宽中而治标。

【医案二】

患者，戴某，男，83岁。2018年11月14日初诊。

病史：患者素有"冠心病、心功能不全、糖尿病、高血压"病史。刻下症见：心悸胸闷，活动后气促，头昏眩晕，目糊肢疲，口干喜饮，夜寐欠安，脉细，舌红，苔薄。

病机：心肺气虚，阴虚肝旺。

治法：益气健脾，培土生金，佐以养阴平肝。

方药：

太子参15g   黄芪15g   茯苓15g   炒白术12g

枸杞子15g   菟丝子12g   炒白芍15g   山药15g

石决明^{先煎}15g   僵蚕12g   柏子仁15g   合欢皮12g

桑椹15g   沙苑子15g   玉竹12g   钩藤^{后下}15g

草豆蔻6g

14剂,浓煎200ml,每日1剂,早晚分服。

2018年11月28日二诊:患者胸闷气促好转,头晕改善,仍有乏力,偶有叹息,双下肢不肿,治同原法,并加用紫苏梗、郁金行气解郁。

方药:

太子参15g   黄芪15g   茯苓15g   炒白术12g

枸杞子15g   菟丝子12g   炒白芍15g   山药15g

石决明^{先煎}15g   僵蚕12g   柏子仁15g   合欢皮12g

桑椹15g   沙苑子15g   玉竹12g   钩藤^{后下}15g

紫苏梗12g   郁金12g

再进14剂,浓煎200ml,每日1剂,早晚分服。

2018年12月12日三诊:患者胸闷气促好转,头晕目糊减轻,仍感肢乏易疲,脉细,舌红,苔薄。

病机:气阴两虚。

治法:益气养阴肃肺,佐以平肝滋肾。

方药:

太子参250g   黄芪250g   天、麦冬^各250g   五味子120g

炙葶苈子120g   玉竹200g   天麻250g   生白芍250g

石决明250g   钩藤200g   石斛250g   枸杞子250g

桑椹250g   沙苑子250g   生地黄200g   山药250g

茯苓200g   白菊花90g   菟丝子200g   覆盆子200g

炒白术200g   莲子250g   绿梅花60g   淮小麦200g

生晒参90g

辅料:

阿胶200g　　鹿角胶200g　　龟甲胶150g　　木糖醇250g

黑芝麻250g　　胡桃肉250g　　黄酒250ml

收膏,早晚饭前各服一匙,温开水冲服;若遇感冒或心力衰竭急性发作等急症,则停服。

2019年3月9日复诊,诉胸闷气促轻微,头晕目糊已除,已无肢乏易疲,舌红,苔薄,脉细。继以汤药调理。

按语:祝师认为,心力衰竭病位在心,且与肺、脾、肾、肝各脏腑密切相关,相互影响。心肺同居上焦,心主血,肺主气,气血相贯,心肺密切相关。肾为先天之本,寓元阴元阳,心本乎肾,心气心阳源于肾,赖肾气肾阳以温煦。心主火,肾主水,阴阳互根,水火既济,二脏常易相互影响,尤其在心力衰竭时多见心肾或心肺肾同病。脾为后天之本,气血生化之源,心肾气阳亏虚,不能温煦脾胃,可致运化失权,湿浊内蕴,营血不足。而脾胃亏虚,气血不足,又使心失濡养,心肾阳气虚衰更甚。肝主藏血,主疏泄,若肝失疏泄,气机不畅,则导致气滞血瘀。肝肾同源,若肝血不足,则可导致肾精亏虚,日久导致阴阳两虚,最终影响对心阳的温煦。患者气阴两虚,肝阳偏亢,故治疗以益气养阴肃肺滋肾为主,佐以平肝熄风。全方选用生脉散加味黄芪、天冬、石斛、玉竹益气养阴,葶苈子平喘利水,使肺气清肃,水道通调,佐以天麻钩藤饮加减平肝熄风。再以枸杞子、桑椹、潼蒺藜、菟丝子补肝肾,正如《景岳全书》[1]所说"善补阳者,必于阴中求阳,则阳得阴助而生化无穷;善补阴者,必于阳中求阴,则阴得阳升而泉源不竭"。然恐味厚碍胃,遂以山药、茯苓、炒白术、莲子健脾,绿梅花调畅气机。全方以固本为主,又不失清源,攻守适宜。该患者屡经调治,诸症好转,渐步舒途,标实之候不显,故治病求本,再以膏方加以调理巩固。

【医案三】

患者,邵某,男,73岁。2018年3月7日初诊。

病史: 主因"心悸胸闷乏力半年"就诊。2017年12月至2018年1月曾反复住院,住院期间植入心律转复除颤器。行冠状动脉造影检查,提示左前降支中段50%狭窄,余无殊。心超提示全心增大,二尖瓣重度关闭不全,左心室整体功能下降(射血分数35%)。动态心电图提示阵发性房颤,频发室性期前收缩伴成对及短阵室性心动过速,ST-T改变。现口服胺碘酮、托拉塞米、螺内酯、曲美他嗪、苯磺酸左旋氨氯地平、地高辛、美托洛尔治疗,同时服用达比加群酯(110mg,2次/日)抗凝。刻下症见:近期感心悸、胸闷、乏力,活动后气促,四肢不温,大便干结伴腹胀,夜寐欠安,口干喜饮,纳差,脉细,舌红,苔薄白。查体:血压100/58mmHg,心率65次/分,房颤律,双下肢轻肿。

诊断: ①扩张型心肌病,心力衰竭。②心律失常(阵发性房颤、频发室性期前收缩伴短阵室性心动过速)。③冠状动脉粥样硬化性心脏病。④心脏瓣膜病,二尖瓣重度关闭不全。

病机: 心之气阴两虚。

治法: 益气养阴,泄肺利水,佐以理气宽中、养心安神。

方药:

太子参15g	黄芪20g	麦冬12g	五味子9g
炙葶苈子15g	大枣10g	玉竹12g	炒枳壳6g
甘松12g	淮小麦30g	炙甘草6g	焦六曲15g
郁金12g	绿梅花6g		

14剂,浓煎200ml,每日1剂,早晚分服。

2018年3月14日二诊:患者诉心悸、胸闷明显减轻,胃纳、腹胀改善,仍有四肢不温,夜寐欠安,自汗出。查体:血压118/66mmHg,心率60次/分,律齐,双下肢不肿。原方去绿梅花,加煅牡蛎加强敛汗,菟丝子、仙灵脾补肾。

方药:

| 太子参15g | 黄芪20g | 麦冬12g | 五味子9g |

炙葶苈子15g	大枣10g	玉竹12g	炒枳壳6g
甘松12g	淮小麦30g	炙甘草6g	焦六曲15g
郁金12g	煅牡蛎^{先煎}15g	菟丝子10g	仙灵脾12g

再进14剂,浓煎200ml,每日1剂,早晚分服。

2018年3月28日三诊:患者诉心悸胸闷气急减轻,午睡及进餐时易汗出,易心烦,大便欠畅,脉细,舌红,苔薄白。查体:血压100/58mmHg,心率60次/分,律齐,双下肢不肿。原方去菟丝子、仙灵脾,加黄芩、淡竹叶、灯心草清心泻火除烦,紫苏子降气平喘。

方药:

太子参15g	黄芪20g	麦冬12g	五味子9g
炙葶苈子15g	大枣10g	玉竹12g	炒枳壳6g
甘松12g	淮小麦30g	炙甘草6g	焦六曲15g
郁金12g	煅牡蛎^{先煎}15g	灯心草3g	淡竹叶12g
黄芩12g	紫苏子12g		

继进14剂,水煎服,每日1剂,早晚分服。

以此方加减调理八月余,心悸胸闷气促明显减轻,故冬季之时,患者要求膏方调治以求巩固。刻下症见:心悸、胸闷偶有,活动后气促,四肢不温,大便欠畅,夜寐欠安,脉细,舌红,苔薄白。

治法:益气养阴补肾,佐以安神润便。

方药:

生晒参90g	黄芪250g	天、麦冬^各250g	五味子90g
炙葶苈子120g	玉竹200g	紫苏子120g	淮小麦200g
龙齿250g	龙骨^{先煎}250g	茯苓250g	炒白术200g
桂枝90g	巴戟肉200g	菟丝子200g	仙茅200g
乌药200g	炒枳壳60g	火麻仁120g	瓜蒌仁120g

辅料:

| 阿胶250g | 鹿角胶200g | 黄酒500ml | 冰糖250g |

胡桃肉250g　黑芝麻250g

收膏,早晚饭前各服一匙,温开水冲服;若遇感冒或心力衰竭急性发作等急症,则停服。

2019年2月27日复诊,患者诉胸闷心悸气促乏力明显改善,复查心超左室射血分数上升至55%。

按语:患者患扩张型心肌病、心力衰竭,心病日久,心之气阴两虚,则心悸胸闷乏力、口干喜饮、舌红、苔薄白、脉细;气化不利,水液上逆犯肺,故见气促,泛溢肌肤,则见双下肢水肿;阴损及阳,阳气虚衰,而有四肢不温;中焦气机运化不畅,而有大便秘结、腹胀纳差;心阴受损,肝气失和,故见夜寐欠安、心中烦乱。是以方中以生脉散加味益气养阴,葶苈大枣泻肺汤泻肺行水、下气平喘,甘麦大枣汤养心安神、和中缓急,枳壳、焦六神曲、郁金、绿梅花理气宽中、消食和胃。药理学研究发现,甘松有抗心律失常的作用。后患者房颤转为窦性心律,水钠潴留消失,心悸胸闷气促减轻。祝师认为,心气亏虚是慢性心力衰竭发病之本,贯穿于疾病全过程,且心气鼓动气血,以阳为用,故治疗需重视补益心气,温补心阳。因肾阳乃命门之火,心阳根于肾阳,故在开具膏方时配伍桂枝、巴戟肉、菟丝子、仙茅温壮心肾之阳,佐以茯苓、白术补中益气,火麻仁、瓜蒌仁润肠通便,乌药温肾散寒,龙齿、龙骨重镇安神,共奏益气养阴补肾、安神润便之效。全方阴阳平衡,方药对证,故药后患者诸症好转,病情减轻。

参考文献

[1] 钱超尘.黄帝内经:素问.北京:人民卫生出版社,1998.

[2] 刘衡如.灵枢经:校勘本.北京:人民卫生出版社,2000.

[3] 华佗.华氏中藏经.北京:中国医药科技出版社,2011.

[4] 张仲景.伤寒杂病论.北京:中国中医药出版社,2019.

[5] 王叔和.脉经.北京:人民卫生出版社,2019.

[6] 王清任.医林改错.北京:人民卫生出版社,2005.

［7］李用粹.证治汇补.北京:中国中医药出版社,2005.

［8］张子和.儒门事亲.北京:人民卫生出版社,2005.

［9］龚廷贤.寿世保元.鲁兆麟,校.北京:人民卫生出版社,2014.

［10］王肯堂.证治准绳.北京:人民卫生出版社,2005.

［11］张景岳.景岳全书.太原:山西科学技术出版社,2006.

［12］李东垣.脾胃论.北京:中国中医药出版社,2019.

［13］冯兆张.冯氏锦囊秘录.田思胜,等校注.北京:中国医药科技出版社,2011.

［14］陆懋修.世补斋医书.北京:中国古籍出版社,2014.

［15］裘沛然.中国医籍大辞典.上海:上海科学技术出版社,2002.

［16］常立果.药性赋白话解.北京:中国中医药出版社,2020.

［17］陶弘景.名医别录.北京:中国中医药出版社,2013.

［18］缪希雍.神农本草经疏.北京:中国医药科技出版社,2011.

［19］张锡纯.医学衷中参西录.太原:山西科学技术出版社,2009.

［20］陈无择.三因极一病证方论.北京:中国中医药出版社,2007.

［21］任应秋.病机临证分析.北京:中国中医药出版社,2020.

［22］刘志峰,高鹏翔.复方丹参和苓桂术甘汤对缺氧所致心钠素和抗利尿激素释放的影响,青岛医学院学报,1996,32(2):135-136.

［23］严用和.严氏济生方.北京:中国医药科技出版社,2012.

［24］张元素.医学启源.北京:人民军医出版社,2012.

［25］吴昆.医方考.北京:中国中医药出版社,1998.

［26］赵佶.圣济总录.校点本.郑金生,汪惟刚,犬卷太一,校点.北京:人民卫生出版社,2013.

（周　凡,赫小龙）

7 心脏神经症

心脏神经症,又称心脏神经官能症,是神经症的一种特殊类型。心脏神经症以心悸、胸痛、气短、乏力为主要表现,伴有其他神经症状为特征,是临床上常见的心血管疾病之一。其临床症状繁多且反复、易变,但阳性体征很少,检查结果未发现器质性心脏病证据,而以自主神经功能紊乱为主要表现[1]。

(1)临床表现

1)心 悸

心悸是临床最常见的症状。自觉心跳,心前区搏动和不适,运动或情绪激动时更加明显,纯属患者主观感觉,客观检查无任何发现。但有时可见心尖冲动较强有力,或窦性心动过速,偶有房性或室性期前收缩,或短暂阵发性房性心动过速。轻度活动可使心率不相称地明显加快,患者常因此而不敢活动。

2)心前区疼痛

患者常以为是心绞痛,但其部位和性质与典型心绞痛不同,疼痛部位多变、不固定,多局限于心尖区及左乳房下区很小范围,亦可在胸骨下或右胸前或胸背等处。痛为历时数秒的刺痛或刀割样痛,或持续数小时或数天的轻微隐痛,有时疼痛可放射至左前臂外侧或手指疼痛。疼痛出现与劳力无关,常在活动后、精神疲劳后,甚至休息时才出现。有些患者用手按压疼痛部位或在左侧卧位时可使疼痛缓解；另一些患者异常紧张，不敢随便更换体位，或心前区肋骨、软组织及其表面皮肤有压痛点。

3）呼吸困难

患者常感空气不足、呼吸不畅，浅短不规则呼吸，伴有胸痛，室内人多拥挤或通风较差的地方易发作，常在叹气样呼吸后感到舒服或面对窗口呼吸新鲜空气后缓解，但较长时间深呼吸可出现四肢发麻、头晕、眩晕、震颤甚至手足抽搐等。此乃过度呼吸，血中二氧化碳浓度降低，出现轻度呼吸性碱中毒，即所谓通气过度综合征，患者在呼吸困难躺下时症状可减轻，故与心源性呼吸困难不同。

4）神经衰弱相关症状

患者常诉乏力、头晕、头痛、脸红灼热感、失眠、多梦、焦虑、易激动、食欲不振、恶心呕吐、不定位肌肉跳动、腋部掌心出汗、手脚发麻等。

5）体格检查

体型常为无力型，焦虑、紧张或忧郁，淡漠面容，手掌多汗，两手颤抖，有些患者低热37.5℃左右，血压轻微升高且波动大，这可能与体温调节中枢和血管运动中枢功能失调有关。心率增加，窦性心律不齐，心尖冲动强而有力，第一心音亢进，心尖区可闻及1/6～2/6级柔和的收缩期杂音，或胸骨左缘第2—3肋间2/6级收缩期杂音，偶有期前收缩，膝反射亢进，划痕试验多数为阳性。

6）检查结果

心脏X线检查多无变化，心电图无特异性改变，可有窦性心动过速，窦性心律不齐，偶尔Ⅱ、Ⅲ和aVF导联T波平坦或轻度倒置，可时有时无，活动平板负荷试验阳性者亦不少见。

（2）临床诊断

当根据有上述心血管系统功能失调的症状，而体征较少且非特异性，加上全身性神经官能症的表现，以及经详细的全身和心血管系统检查不能找到器质性心脏病的证据时，可以做出心脏神经症的诊断，但必须尽可能排除器质性心脏病。相反,也应警惕误诊该病为器质性心脏病。另外,某些器质性心脏病起始可无明显客观证据,且器质性心脏病亦可与心脏神经症同时存在,或后者在前者的基础上发生,因此诊断必须慎重,应根据临床表现和检验检查来判断心血管病的严重程度,以及神经症所占比例。

（3）证治分型

1）气阴两虚型

临床表现:心悸不宁,心烦不寐,头晕目眩,神疲乏力,脉细,舌红,可见舌中裂边有齿痕,苔薄。

治则:益气养阴,宁心安神。

处方:多以天王补心丹为主,加黄连。药用太子参、党参、炙黄芪、天冬、麦冬、五味子、柏子仁、炒酸枣仁、当归、远志、夜交藤、白芍、枸杞子、桔梗等。因西洋参属贵重药材使用多受限制,故弃去不用,以其他益气养阴药物代替。兼阳浮者可加用龙骨、牡蛎、磁石、淮小麦,加大酸枣仁用量,重镇潜阳还可用茯苓、灯心草;兼脾虚不运者可加用茯苓、白术;兼顾护胃加大枣、绿梅花、佛手等。若心火太旺,则加黄连以直折之。

张秉成在《成方便读》[2]中有一段论述:夫心为离火,中含真水,凡诵读吟咏,思虑过度,伤其离中之阴者,则必以真水相济之。故以生地黄、玄参壮肾水,二冬以滋水之上源,当归、丹参虽能入心补血,毕竟是行走之品,必得人参之大力驾驭其间,方有阳生阴长之妙。茯苓、远志泻心热而宁心神,祛痰化湿,清宫除道,使补药得力。但思虑过度,则心气为之郁结,故以柏子仁之芳香润泽人心者,以舒其神,畅其膈。酸枣仁、五味子收其耗散之气,桔梗引诸药上行而入心。

医家柯琴在《古今名医方论》[3]中论述此方更为精彩:心者主火,而所以主者神也。神衰则火为患,故补心者必清其火而神始安。补心丹用生地黄为君者,取其下足少阴以滋水主,水盛可以伏火,此非补心之阳,补心之神耳,凡果核之有仁,犹心之有神也。清气无如柏子仁,补血无如酸枣仁,其神存耳。参、苓之甘以补心气,五味之酸以收心气,二冬之寒以清气分之火,心气和而神自归矣;当归之甘以生心血,玄参之咸以补心血,丹参之寒以清血中之火,心血足而神自藏矣;更假桔梗伴舟,远志为向导,和诸药入心而安神明。

天王补心丹作为中医经典名方之一,多次为历代医家推崇和讲评,故在临床上应用极为广泛。临床使用如心火较旺多加黄连清心火以直折。如以气阴两虚为主,则还可选用生脉饮,力道不足者加用黄芪、天冬,酌加养心安神药物。气阴两虚之心悸伴胃热肠寒者,先予半夏泻心汤加减调理肠胃,伺后再转用天王补心丹加减,效果亦可。

2）心脾两虚型

临床表现:心悸头晕,夜寐不安,面色欠华,神疲乏力,脉细,舌淡,苔薄。

治则:益气补血,养心安神。

处方:以归脾汤加减健脾养心,药用白术、茯苓、黄芪、龙眼肉、炒酸枣仁、炒党参、木香或砂仁、甘草、当归、远志等。因人参贵重,故弃去不用,代之以炒党参。可酌情加用柏子仁、夜交藤、淮小麦等,若伴有出汗,则可重用淮小麦,加用稽豆衣、糯稻根,改龙骨、牡蛎为煅龙骨、煅牡蛎。此外,祝师还喜用佛手、绿梅花、炒枳壳、佩兰、砂仁等药味来芳香醒脾。

由于思虑过度,劳伤心脾,气血不足,故见心悸怔忡,健忘不眠,盗汗虚热,食少体倦,面色萎黄,舌质淡,苔薄白,脉细缓。故以归脾汤补气生血,养心安神。通过四君子汤加黄芪益气健脾,"中焦受气取汁,变化而赤,是谓血"。而单用龙眼肉和当归补血,是取其温煦之意。因气主煦之,气虚就不能温煦,气有余便是火,气不足便是寒。酸枣仁可补肝胆之气,清肝胆之热,同时可以醒脾气,"虚则补其母","母能令子实",故补肝即能补心,同时清肝胆虚热,亦能除心中之烦。远志是交通心肾之药,其可以使心气通于肾,使肾气通于心,正因为其能交通心肾,所以能强志,故名远志。忧思伤脾,思则气结不行,故需要加用少量的木香振奋脾气。

3）胆郁痰扰型

临床表现:心悸胸闷,心前区隐痛,月经量少、紫暗,虚烦不宁,呃逆呕吐,脉弦滑或弦细,舌淡红,苔白腻。

治则:理气化痰,和胃安神。

处方:多选用温胆汤、逍遥散加减。温胆汤药用姜半夏、陈皮、茯苓、炒枳壳、竹茹等,痰多者加用天竺黄、石菖蒲,湿重者加用佩兰、炒苍术,化热加用焦山栀,安神加用炒酸枣仁、远志、淮小麦、夜交藤,和胃加用秫米,健脾加用炒薏苡仁等。如合并肝郁气滞,则加用逍遥散加减解郁扶脾,药用当归、白芍、柴胡、茯苓、生甘草、炒白术等。可加用郁金、绿梅花、佛手理气解郁。

中医认为,腐熟水谷与少阳之气有关,由于胆气温化,胆内藏相火,是少阳生发之气,有帮助脾胃腐熟水谷的功能。又胆为奇恒之腑、清净之腑,中藏津汁,因此胆的特点是既不宜热,也不宜寒,只有保持常温,少阳之气才能正常升发,才能帮助脾、胃消化。所谓温胆汤,就是通过治疗使胆本身能恢复至正常,这样少阳之气得舒,自然运化,痰也就去了。《备急千金要方》[4]述"大病后,虚烦不得眠,此胆寒故也",实际上是胆虚,胆虚少阳之气就虚、就寒,胆气不得升,相火郁在里面,消化也就不好了,胃功能也就差了。胆郁与肝郁相近,郁而不舒产生虚热,又是寒,又产生虚热,就是因为郁而不升。相火郁而变成热,必然也及于肝,影响于胃。影响于肝则魂不安舍,影响于胃则"胃不和则卧不安",所以虚烦不得眠。二陈汤健脾化痰,竹茹是治虚烦不得眠的好药,其特点是清而不寒,除虚烦,止呕逆,祛痰和胃。加上竹茹和枳实在里面,主要发挥下气、破坚积、宽中功效,合之方能更好地除痰,除痰之后,胆气就升了。此方中生姜量大至60g,但在临床实际应用时,其用量大小由胃是否偏寒来决定,因其止呕,所以必用。

4)脾肾两虚型

临床表现:心悸胸闷,虚烦不宁,潮热盗汗,面色暗沉,腰膝酸软,月经不调,夏时畏热,冬时畏寒,脉弦细,舌淡,苔薄。

治则:温肾健脾,调养气血。

处方:二仙汤[5]和四物汤加减(仙茅、仙灵脾、巴戟肉、熟地黄、知母、当归、炒白芍、川芎、太子参、益母草、牡丹皮、香附、绿梅花)。

此型多见于更年期妇女。更年期之月事无常,变症尤多,脾气暴戾,悲忧善哭,发落齿摇,面部褐斑,腹胀便秘,腰膝酸软,不一而足。大多医之所治,不离补血健脾、疏肝解郁、滋水涵木之说,方药偶能取效。

《素问·上古天真论》[6]明确指出,肾气亏也,七七任脉虚,太冲脉衰少,天癸竭,即七七之年肾气不足,肾精不易化生,阴精枯竭,冲脉血少,胞宫失濡,如沙漠之湖,滋水无源,焉能长期碧波荡漾乎。治疗此类疾病,祝师多以补肾气为大法,以缓补为主,随症加减。急补犹如高原黄土,实为无水之地,如饥儿待乳,暴雨灌之,必有水土流失之虞,外涝而内干,有奔腾之势,无濡养之功,不如拟春雨润土,徐徐图之,必能化生气血,复其康健。

二仙汤[5]组方之中,仙茅、仙灵脾、巴戟肉温运肾阳,滋补肾精;知母泻火坚阴;当归温润养血,调理冲任。全方配伍为壮阳滋阴同用,以适阴阳俱虚于下,而有虚火上炎杂症。由于方用仙茅、仙灵脾二药为主,故名"二仙汤"。此方用于更年期综合征(妇女绝经前诸证,头目昏眩、胸闷心烦、少寐多梦、烘热汗出、焦虑抑郁、腰酸膝软等)、高血压、闭经以及其他慢性病见有肾阴阳两虚、虚火上扰者。细观此膏方组成,实以二仙、四物、归脾、右归,另外仿逍遥散之意,祝师用药,尤其膏方,喜加木香、砂仁,取补而不滞、六腑以通为用之意。

（4）医案分析

【医案一】

患者,俞某,男,41岁。

病史: 夜间盗汗,腰酸膝软,夜寐尚安,纳便正常,脉细弦,舌质偏红,苔薄白。

诊断: 神经官能症。

病机: 阴虚内热。

治法: 养阴滋肾敛汗。

方药:

枸杞子250g　　茯苓200g　　稽豆衣120g　　生地黄200g

桑椹 200g 碧桃干 120g 山茱萸 120g 制首乌 200g

潼蒺藜 200g 天冬 200g 石斛 200g 淮牛膝 200g

麦冬 200g 炙黄芪 200g 山药 250g 太子参 200g

炙甘草 60g 淮小麦 200g 煅牡蛎 250g 莲子肉 250g

佛手 60g 糯稻根 150g 大枣 60g

辅料：

龟甲胶 200g 鳖甲 200g 炒核桃 250g 黄酒 500ml

阿胶 250g 炒芝麻 250g 灵芝孢子粉 30g 冰糖 250g

收膏，早晚饭前各服一勺，温开水冲服。若遇感冒、发热、腹泻等急症，则停服。

按语：患者夜间盗汗，腰酸膝软，舌质偏红，苔薄白，脉细弦，考虑肝肾阴亏，阴虚内热，迫津外泄，故治以养阴滋肾止汗。盗汗一症，治之颇费思量，方用《顾松园医镜》[7]中保阴煎去熟地黄、龙眼肉，加枸杞子、桑椹、制首乌、山茱萸、山药等为主方。生地黄、枸杞子、阿胶、龟甲胶、鳖甲胶精血同补，天冬、麦冬、石斛、枸杞子、生地黄、桑椹、山茱萸等金水双补，山药、茯苓、莲子肉健运中宫为佐，淮牛膝潜降虚火为使，盗汗久之必兼气虚，故加炙黄芪、太子参培补中气，另加稆豆衣、碧桃干、淮小麦、煅牡蛎、糯稻根、潼蒺藜等固津止汗，佛手、大枣、灵芝孢子粉理气和胃、健运中焦。如此，何患阴亏难补、汗出不止哉！

【医案二】

患者，陈某，女，64岁。

病史：心神失宁，面红口干，入睡困难，纳便正常，脉细弦，舌质红，苔薄。

诊断：睡眠障碍，神经官能症。

病机：肝肾阴虚，肝阳上亢。

治法：滋肾平肝，养心安神。

方药：

生地黄200g	枸杞子250g	山茱萸120g	山药200g
茯苓200g	白菊花120g	桑椹200g	制首乌200g
石斛200g	天冬200g	麦冬200g	西洋参60g
莲子肉250g	炒酸枣仁200g	柏子仁200g	火麻仁120g
夜交藤200g	灯心草60g	太子参200g	合欢皮90g
石决明200g	玄参200g	天花粉200g	绿梅花60g
桑寄生200g	天麻200g		

辅料：

阿胶250g　龟甲胶200g　黑芝麻500g　胡桃肉500g

黄酒250ml　冰糖250g

收膏，早晚饭前各服一勺，温开水冲服。若遇感冒、发热、腹泻等急症，则停服。

按语： 患者心神不宁，面红口干，入睡困难，舌质红，苔薄，脉细弦，考虑思虑、操劳过度，失于养护，而致肝肾阴虚，肝阳上亢，治以滋肾平肝，养心安神。故取天麻钩藤饮之意，予天麻、石决明、白菊花平肝，桑寄生补益肝肾，夜交藤加酸枣仁、柏子仁、灯心草、合欢皮、莲子肉养心安神，合六味地黄汤去牡丹皮加枸杞子、桑椹、制首乌滋补肝肾，加天冬、麦冬、石斛、玄参、天花粉金水相生，西洋参、太子参益气养阴，绿梅花芳香醒脾，火麻仁养血润燥，阿胶补血，龟甲胶引阳入阴。诸药相合，则阴虚得补，阳亢可平。

【医案三】

患者，祝某，女，50岁。

病史： 夜寐欠安，潮热汗出，口干喜饮，精神尚振，偶中脘不适，脉细沉，舌质红，苔薄白。

诊断： 睡眠障碍。

病机： 气阴两虚，心神失养。

治法：益气养阴,滋肾健脾,和胃理气。

方药：

枸杞子250g	山茱萸120g	山药250g	茯苓200g
桑椹200g	太子参200g	黄芪200g	仙茅120g
仙灵脾120g	当归150g	肉苁蓉200g	淮小麦200g
青蒿120g	鳖甲250g	生地黄200g	炒酸枣仁120g
柏子仁120g	合欢皮90g	灯心草60g	莲子肉250g
木香60g	砂仁60g	石斛200g	制首乌250g

辅料：

阿胶250g	龟甲胶200g	黑芝麻250g	胡桃肉250g
黄酒250ml	冰糖250g		

收膏,早晚饭前各服一勺,温开水冲服。若遇感冒、发热、腹泻等急症,则停服。

按语：患者正值更年期,夜寐欠安,潮热汗出,口干喜饮,精神尚振,偶中脘不适,舌质红,苔薄白,脉细沉,考虑气阴两虚、阴虚内热兼有心脾两虚,故予二仙汤、青蒿鳖甲汤、归脾汤加减,以益气养阴,滋肾健脾,和胃理气。枸杞子、山茱萸、山药、桑椹、生地黄、制首乌、石斛滋补肝肾;仙茅、仙灵脾、肉苁蓉温补肾阳,乃阳中求阴之意;枸杞子、当归养血,为二仙汤之精血同补;太子参、黄芪、茯苓、莲子肉、木香、砂仁益气健脾;炒酸枣仁、柏子仁、合欢皮、灯心草、淮小麦养心安神。青蒿鳖甲汤出自吴瑭《温病条辨》[8],吴瑭自释"此方有先入后出之妙,青蒿不能直入阴分,有鳖甲领之入也;鳖甲不能独出阳分,有青蒿领之出也"。青蒿苦辛而寒,气味芳香,能清热透络;鳖甲咸寒,直入阴分,滋阴退热,弃鳖甲胶而用鳖甲,也是取其清透之意;生地黄甘寒,滋阴养血;因偶有中脘不适,用药不可过于寒凉,故去牡丹皮、知母。三方合用加减,滋化源、健脾胃、安心神,则虚热自除。

参考文献

［1］李晓丽,毛家亮,韦彩雯,等.抗抑郁药物治疗心脏神经症效果评估.上海交通大学学报(医学版),2008,28(9):1134-1136.

［2］张秉成.成方便读.北京:学苑出版社,2008.

［3］罗美.古今名医方论.北京:中国医药科技出版社,2012.

［4］孙思邈.备急千金要方.太原:山西科学技术出版社,2010.

［5］上海中医学院中医基础理论教研组.中医方剂临床手册.上海:上海人民出版社,1973.

［6］钱超尘.黄帝内经:素问.袁久林,校注.北京:人民卫生出版社,1998.

［7］顾靖远.顾松园医镜.北京:中国医药科技出版社,2014.

［8］吴瑭.温病条辨.北京:人民卫生出版社,1972.

（祝　丹,陈启兰）

8 其他内科病症

8.1 睡眠障碍

8.1.1 睡眠障碍的病因病机

睡眠障碍是以经常性不能获得正常睡眠为特征的一类病症,其主要表现为睡眠时间、睡眠深度的不足,轻者入睡困难,或睡而不深,时睡时醒,或醒后不能再睡;重者彻夜不眠,影响正常的工作、生活、学习以及健康。

《黄帝内经》[1]有云:阳入于阴则寐,阳出于阴则寤。睡眠障碍在《黄帝内经》中称为"不得卧""目不瞑"。《灵枢经·营卫生会》[2]云:"黄帝曰:老人之不夜瞑者,何气使然? 少壮之人,不昼瞑者,何气使然? 岐伯答曰:壮者之气血盛,其肌肉滑,气道通,营卫之行不失其常,故昼精而夜瞑。老者之气血衰,其肌肉枯,气道涩,五脏之气相搏,其营气衰少,而卫气内伐,故昼不精,夜不瞑。"故正常睡眠与阳气运行不失其常及营卫气血运行通利密切相关,而睡眠障碍则与阴阳失调、气血不利相关。

"心者,生之本,神之变也;其华在面,其充在血脉,为阳中之太阳,通于夏气。"故心的主要生理功能是主血脉,具有推动血液在脉道内运行的作用;心又主神明,关系到精神思维活动,为人体生命活动的主宰,故与睡眠关系密切。心脏正常、有节律的搏动有赖于心气的温煦推动,以及其他脏腑功能正常。心藏神,神气亦可影响心气的宁和,肝气影响心气的疏调,肺气影响心气的布达,脾气影响心气的滋荣,肾间动气则为心脉动气的根本。故五脏之病及心,或邪气犯心,均可导致睡眠障碍。病位在心,涉及五脏。究其成因,不外虚实,责之于实者,求诸痰结、瘀阻、火扰、水气凌心诸因;或归于虚,缘由气血阴阳之不足;他病累及所致者,从肝、脾、肺、肾可求。

祝师认为,在现代社会,人们需要面对诸多激烈的竞争,加之生活紧张、工作压力大、人际关系复杂、各种利益冲突等,这些均易导致劳倦失宜、睡眠不足、情绪紧张,凡此种种,皆会耗气伤阴,相火妄动,产生失眠、心悸、郁证等,临床每多应用益气养阴安神法,结合调和肝脾、健脾化痰、补益肝肾、养血活血、宽胸理气等法,可获良效。

8.1.2　睡眠障碍证型

8.1.2.1　心虚气滞型

临床表现:夜寐不安,多伴有室性、房性期前收缩,或心悸、胸闷,情绪不宁。

治则:调畅气机,宁心安神。

处方:牡丹养心方剂(自制制剂),选用逍遥散为主方,合用龙齿、磁石等。其组方为当归15g,白芍12g,牡丹皮10g,柴胡10g,茯苓12g,炙甘草10g,龙齿15g,磁石15g,组成院内中药自制制剂:牡丹养心合剂。方中当归、白芍养血和血,为君药;柴胡舒肝解郁,牡丹皮清肝,共为臣药;茯苓健脾安神,龙齿、磁石宁心镇静安神,为佐药;炙甘草和中安神,调和诸药,为使药。全方共奏养血调肝、宁心安神之功效。

8.1.2.2　气阴两虚型

临床表现:心烦不寐,或伴心悸不宁,头晕目眩,神疲乏力,脉细,舌红,可见舌中裂边有齿痕,苔薄。

治则:益气养阴,宁心安神。

处方:多以天王补心丹为主,加黄连。药用太子参、党参、炙黄芪、天冬、麦冬、五味子、柏子仁、炒酸枣仁、当归、远志、夜交藤、白芍、枸杞子、桔梗等。因西洋参属贵重药材,使用多受限制,以其他益气养阴药物代替。兼阳浮者可加用煅龙骨、煅牡蛎、磁石、淮小麦,加大酸枣仁用量,重镇潜阳者还可用茯苓、灯心草;兼脾虚不运者可加用茯苓、白术;兼顾护胃加大枣、绿梅花、佛手等。若心火太旺,则加黄连以直折之。

天王补心丹作为中医经典名方之一,多次为历代医家推崇和讲评,故在临床上应用极为广泛。临床使用如心火较旺多加黄连清心火以直折。如伴有缓慢性心律失常,则善用大剂量黄芪、党参、太子参补气,桂枝温通心阳以化气。如以气阴两虚为主,则还可选用生脉饮,力道不足者加用黄芪、天冬,酌加养心安神药物。气阴两虚之失眠伴胃热肠寒者,先予半夏泻心汤加减调理肠胃,伺后再转用天王补心丹加减,效果亦可。

8.1.2.3 心脾两虚型

临床表现:心悸头晕,夜寐不安,面色欠华,神疲乏力,脉细,舌淡,苔薄。

治则:益气补血,养心安神。

处方:以归脾汤加减健脾养心,药用白术、茯苓、黄芪、龙眼肉、炒酸枣仁、炒党参、木香或砂仁、甘草、当归、远志等。因人参贵重,代之以炒党参。可酌情加用柏子仁、夜交藤、淮小麦等,若伴有出汗,则可重用淮小麦,加用稽豆衣、糯稻根,改龙骨、牡蛎为煅龙骨、煅牡蛎。可选用佛手、绿梅花、炒枳壳、佩兰、砂仁等芳香醒脾。

8.1.2.4 胆郁痰扰型

临床表现:心悸胸闷,虚烦不宁,呃逆呕吐,脉弦滑,舌淡红,苔白腻。

治则:理气化痰,清胆和胃安神。

处方:多选用温胆汤加减,药用姜半夏、陈皮、茯苓、炒枳壳、竹茹等。痰多者加用天竺黄、石菖蒲,湿重者加用佩兰、炒苍术,化热加用焦山栀,安神加用炒酸枣仁、远志、夜交藤,和胃加用秫米,健脾加用薏苡仁等。

中医认为,腐熟水谷与少阳之气有关,由于胆气温化,胆内藏相火,是少阳生发之气,有帮助脾胃腐熟水谷的功能。又胆为奇恒之腑、清净之腑,中藏津汁,因此胆的特点是既不宜热,也不宜寒,只有保持常温,少阳之气才能正常升发,才能帮助脾、胃消化。所谓温胆汤,就是通过治疗使胆本身能恢复至正常,这样少阳之气得舒,自然运化,痰也就去了。如遇痰湿阻遏型,则还可选用半夏秫米汤加减,疗效颇著;有痰或郁者可用半夏化痰散结,秫米化湿安神。如心火亢盛、心肾不交,则可加用交泰丸,黄连清心火,肉桂引火归原,交通心肾而治失眠;心火旺兼有湿阻者,可予导赤散清热利湿。

8.1.2　医案分析

【医案一】

患者,黄某,女,43岁。

病史:夜寐不佳,入睡困难,口干喜饮,头痛不适,纳便无殊,脉细,舌尖红,苔薄。

病机:心肝火旺,心神不宁,肝肾阴虚。

治法:清心泻火,宁心安神,平肝滋阴。

方药:

黄连60g	淡竹叶90g	生地黄200g	生甘草60g
灯心草60g	炒酸枣仁120g	柏子仁120g	磁石250g
龙齿250g	石斛200g	天冬200g	麦冬200g
天麻200g	石决明250g	枸杞子200g	白菊花90g
白芍200g	夜交藤200g	合欢皮90g	玄参200g
莲子肉250g	茯苓200g	五味子90g	佛手90g

辅料:

阿胶250g	黄酒500ml	炒芝麻250g	鹿角胶250g
鳖甲250g	冰糖250g	炒核桃250g	西洋参60g

收膏,早晚饭前各服一勺,温开水冲服。若遇感冒、发热、腹泻等急症,则停服。

按语:患者夜寐不佳,入睡困难,口干喜饮,头痛不适,纳便无殊,舌尖红,苔薄,脉细,故考虑心肝火旺,心神不宁,治以清心泻火,宁心安神,平肝滋阴。选用导赤散、天王补心丹、天麻钩藤饮加减。导赤散去木通,以免久服不利于肾。"气有余便是火",心肝火旺,消灼真阴,故见口干喜饮,苔薄,脉细,予淡竹叶、黄连、生地黄、灯心草清心火,白菊花清肝火,天麻、白芍柔肝。由于火旺而气虚不甚,故仅用西洋参益气养阴,予天冬、麦冬、石斛、玄参、枸杞子、五味子补肺肾之阴,取金水相生之意。阴虚易致阳亢,故用磁石、龙齿宁心安神,石决明潜镇肝阳。酸枣仁、柏子仁、夜交藤养心安神,合欢皮安神解郁,佛手理气醒脾,茯苓、莲子肉健脾养心安神。阿胶、鹿角胶、鳖甲同用,阴阳气血同补。芝麻、核桃赋形又能补养精血,黄酒、冰糖矫味。如此配方,清心肝之火,滋肺肾之阴,又兼理脾胃,不燥不腻,易于受纳,则病愈不远矣。

【医案二】

患者,陆某,男,45岁。

病史:寐差易醒,夜尿频仍,纳便正常,有腰酸腿痛感。脉细,舌质红苔薄白,舌边齿痕。

病机:心肾阴虚。

治法:养阴滋肾,养心安神。

方药:

太子参200g	黄芪200g	山药200g	茯苓200g
枸杞子250g	菟丝子200g	覆盆子200g	肉苁蓉200g
巴戟肉200g	天冬200g	麦冬200g	杜仲200g
无花果200g	升麻90g	炒酸枣仁120g	柏子仁120g
莲子肉250g	石斛150g	夜交藤250g	灯心草60g
淮牛膝200g	佛手60g		

辅料:

阿胶250g	龟甲胶200g	鹿角胶200g	胡桃肉250g
黑芝麻250g	冰糖250g	黄酒500ml	

收膏,早晚饭前各服一勺,温开水冲服。若遇感冒、发热、腹泻等急症,

则停服。

按语:患者虽年仅45岁,尚有夜尿频仍、腰酸腿痛感,此肾虚无疑。寐差易醒,舌边齿痕,需考虑气血衰少,气道不够通利。故治以五子衍宗丸养阴滋肾,酸枣仁、柏子仁、夜交藤、莲子肉宁心安神,同时还可配伍四君子汤益气健脾。气虚易下陷,故加用升麻升提阳气,患者有腰酸腿痛感,故加用肉苁蓉、巴戟肉温补肾阳,杜仲、淮牛膝补益肝肾,并且淮牛膝引血下行,山药、天冬、麦冬、石斛养阴,无花果、佛手健运脾胃。太子参、黄芪补气,阿胶养血;龟甲胶、鹿角胶乃龟鹿二仙膏之意,实乃气血阴阳双补。

【医案三】

患者,林某,男,39岁。

病史:夜寐不佳,入睡困难,大便时干时溏,纳谷尚馨,无腹痛腹胀,脉细,舌质偏淡,苔薄白。

病机:心脾两虚。

治法:益气健脾,养心安神。

方药:

炒党参250g	山药250g	茯苓200g	炒白术150g
炒枳壳60g	炒薏苡仁200g	莲子肉250g	白芍250g
炙甘草60g	砂仁60g	木香60g	淮小麦200g
灯心草60g	远志90g	合欢皮120g	龙齿250g
夜交藤250g	枸杞子250g	桑椹250g	炒酸枣仁120g
佛手60g	绿梅花60g	焦六神曲90g	

辅料:

阿胶250g	龟甲胶200g	黑芝麻250g	胡桃仁250g
黄酒500ml	冰糖250g	灵芝孢子粉30g	

收膏,早晚饭前各服一勺,温开水冲服。若遇感冒、发热、腹泻等急症,则停服。

按语：夜寐不佳，入睡困难，大便时干时溏，舌质偏淡，苔薄白，脉细，属心脾两虚，予归脾汤加减。因患者大便时干时溏，故去当归、龙眼肉之滑肠，加炒枳壳理气，炒薏苡仁清利湿热，山药健脾，炒白芍养血敛阴；莲子肉、夜交藤、合欢皮、灯心草、龙齿、淮小麦均有安神作用，又各有侧重，莲子肉健脾，夜交藤养血，合欢皮解郁，灯心草利湿，龙齿潜镇，淮小麦清热；另加枸杞子、桑椹滋养肾阴，佛手、绿梅花、焦六曲理气健脾。龟甲为水中之精，有引阳入阴之功，与阿胶同用，更兼补益气血诸药，则气血充而脉道通利；再予灵芝孢子粉补气健脾安神。诸药相合，则心脾两虚可治，睡眠可调，大便转常可期。

（陈启兰，刘　昭）

8.2 亚健康状态与慢性疲劳综合征

8.2.1 亚健康状态与慢性疲劳综合征的现代医学认识及治疗

世界卫生组织的一项全球性预测调查显示，真正健康的人仅占5%，有疾病的人占20%，而75%的人则处于亚健康状态。2006年中华中医药学会发布的《亚健康中医临床指南》[3]指出："亚健康是指人体处于健康和疾病之间的一种状态。处于亚健康状态者不能达到健康的标准，表现为一定时间内的活力降低、功能和适应能力减退的症状，但不符合现代医学有关疾病的临床或亚临床诊断标准。"亚健康状态的表现是多种多样的，主要归纳为躯体、精神心理及社交三个方面。躯体方面常表现为疲乏无力，肌肉及关节疼痛，头昏头痛，心悸胸闷，睡眠紊乱，食欲不振，脘腹不适，便溏便秘，性功能减退，怕冷怕热，易于感冒，眼部干涩等；精神心理方面可表现为情绪低落，心烦意乱，焦躁不安，急躁易怒，恐惧胆怯，记忆力下降，注意力不能集中，精力不足，反应迟钝等；社会交往方面可表现为不能较好地承担相应的社会角色，工作、学习困难，人际关系紧张，家庭关系不和谐，难以进行正常的社会交往等。亚健康概念蕴含着一种新的医学思维，标志着随着生活水平的提高,人们对健康的要求也在不断提高。目前处于亚健康状态的人口在许多国家和地区呈上升趋势。据调查,我国城市上班族处于亚健康状态者数量庞大,因此亚健康状态的防治形势不容乐观。阻断亚健康状态向疾病转变,积极改善体质病理状态,恢复健康体魄,乃当务之急。但是,目前现代医学尚缺乏有效治疗亚健康与慢性疲劳综合征的对应方法。

由于疲劳是亚健康状态最常见的表现之一,因此很多人将亚健康状态与以慢性疲劳为主要表现的慢性疲劳综合征画上等号。慢性疲劳综合征于1988年由美国疾病预防控制中心正式命名,并制定了相应的诊断标准。诊断标准如下。

(1)通过临床评定的不能解释的持续或反复发作的慢性疲劳,这种疲劳是新发的或者有明确的发病时间,非先天性的,不是由正在从事的劳动所引起的,经过休息不能得到缓解,且患者的职业能力、受教育能力、社交能力及个人生活等方面较前有实质性下降。

(2)以下症状中,至少有4项同时出现,并且不先于疲劳症状出现,所出现的症状至少连续6个月持续存在或反复发作:①短期记忆力及集中注意力严重减退并造成职业能力、受教育能力、社交能力及个人生活等方面较前有实质性下降;②咽痛;③颈部或腋下淋巴结触痛;④肌肉疼痛;⑤多关节疼痛,但不伴红肿;⑥发作类型、方式及严重程度与以前不同的头痛;⑦睡眠后不能恢复精力;⑧活动后疲劳持续超过24小时。

因此,亚健康状态虽然多表现有慢性疲劳,但不是特指满足一定特殊标准的慢性疲劳综合征,其范围更为广泛。由于慢性疲劳综合征的发病机制目前尚不明确,因而西医对此同样一直缺乏有效的治疗方法。目前的治疗方法主要有对症治疗、抗病毒治疗、增强免疫能力、抗抑郁治疗、心理治疗等。肌内注射血清免疫球蛋白对慢性疲劳患者有一定的效果。三环类抗抑郁药对抑郁状态及睡眠障碍有一定的效果。干扰素治疗慢性疲劳有报道。镁制剂能通过调节情绪、减轻焦虑而起到一定的治疗作用。

8.2.2 亚健康状态、慢性疲劳综合征的中医辨证

虽然亚健康状态不等同于慢性疲劳综合征,但从中医学角度来讲,两者的发生机制均涉及多脏腑的功能失调,故在中医辨识及干预方面存在许多相同之处。两者均以疲劳为主要表现,故中医虽无"亚健康状态"及"慢性疲劳综合征"的病名,但历代医籍中均有关于疲劳的病因病机、辨证治疗的论述。综"懈怠""懈惰""四肢劳倦""四肢不举""四肢不用""健忘""郁证""虚劳"等病名和症状可知,亚健康状态与慢性疲劳综合征具有一定的交叉包涵性。亚健康状态多由先天禀赋不足,后天失养,久病大病失于调养,日常思劳过度,起居无常,饮食不节,酒色过度所致,病机与脾、肝、肾三脏有直接的关系。《素问·示从容论》[1]曰:"肝虚肾虚脾虚,皆令人体重烦冤。"脾为后天之本,运化水谷,化生精微,濡养全身,主肌肉及四肢,脾胃功能减退,则表现为四肢困倦、乏力。正如《素问·太阴阳明论》[1]云:"今脾病不能为胃行其津液,四肢不得禀水谷气,气日以衰,脉道不利,筋骨肌肉,皆无气以生,故不用焉。"肾为先天之本,先天之精藏于肾,是人体生长发育的原动力,肾阳温煦全身,肾阳虚衰则畏寒懒动。肾主骨,其府在腰,肾虚则骨失所养,则易出现腰膝酸软、行走无力。《素问·六节藏象论》[1]言"肝者,罢极之本",明确指出肝脏功能失调是产生疲劳的重要原因。肝藏血,主筋,若筋力不健,运动不利,则易出现疲劳。

8.2.3 膏方治疗亚健康状态、慢性疲劳综合征的理论依据

膏方具有养脏腑、补气血、扶正祛邪等作用,可以调节阴阳平衡,增强体质。通过辨证论治投以膏方调理,补其不足,泻其有余,恢复机体的阴阳平衡,从而避免和减少疾病的发生、发展。除药物治疗外,健康的生活、工作方式是提高生活质量、治疗和预防亚健康与疾病的根本方法,故做到饮食有节、起居有常、情志调畅、劳逸适度,尤其是保持良好的心态至关重要。正如《内经》[1]所谓:"虚邪贼风,避之有时,恬淡虚无,真气从之,精神内守,病安从来?"

8.2.4 祝光礼对亚健康状态及疲劳综合征的膏方治疗

对于亚健康状态及疲劳综合征患者,祝师临证多根据舌脉及症状,以肝、脾、肾为主,辨证为肝肾亏虚、心脾两虚、脾肾亏虚,因"脾为后天之本","阳常有余,阴常不足",他尤其重视脾胃调理,顾护阴液,且用药轻灵。祝师临证常见亚健康状态及慢性疲劳综合征辨证分型及医案分析如下。

8.2.4.1 肝肾亏虚

治宜滋补肝肾,多选用枸杞子、山药、山茱萸、生地黄、熟地黄、菟丝子、覆盆子、肉苁蓉、巴戟肉为主,若兼阴虚阳亢,伴有头晕耳鸣,则加用平肝之品,如天麻钩藤饮中之诸药。

【医案一】

患者,熊某,男,70岁。

病史:尿频淋漓,口干喜饮,夜寐尚安,纳便正常,脉细,舌红,苔薄白。

病机:肝肾亏虚。

治法:滋补肝肾,佐健脾和胃。

方药:

枸杞子250g	山茱萸200g	山药250g	茯苓250g
生地黄200g	熟地黄200g	菟丝子250g	覆盆子200g
肉苁蓉200g	巴戟肉200g	桑椹200g	潼蒺藜250g
黄芪200g	石斛200g	天冬200g	麦冬200g
炒白术200g	制首乌200g	莲子肉250g	太子参200g
锁阳150g	佛手60g	玉竹200g	

辅料:

阿胶250g	龟甲胶200g	鹿角胶200g	黑芝麻500g
胡桃肉500g	黄酒250ml	冰糖250g	

收膏,早晚饭前各服一勺,温开水冲服。若遇感冒、发热、腹泻等急症,

则停服。

按语:《素问·上古天真论》[1]曰:"丈夫八岁,肾气实,发长齿更。二八肾气盛,天癸至,精气溢泻,阴阳和,故能有子。三八肾气平均,筋骨劲强,故真牙生而长极;四八筋骨隆盛,肌肉满壮。五八肾气衰,发堕齿槁。六八阳气衰竭于上,面焦,发鬓斑白。七八肝气衰,筋不能动,天癸竭,精少,肾藏衰,形体皆极;八八则齿发去。肾者主水,受五脏六腑之精而藏之,故五脏盛乃能泻,今五脏皆衰,筋骨解堕,天癸尽矣,故发鬓白,身体重,行步不正,而无子耳。"该病例中,患者年愈古稀,肾气自半,精血渐衰,不能滋养五脏之阴,肝肾亏虚,故见尿频淋漓,口干喜饮。治宜滋补肝肾,佐健脾和胃。方中以六味地黄丸化裁滋阴补肾,再加太子参、黄芪、莲子肉、炒白术健脾益气,玉竹、天冬、麦冬、石斛、枸杞子养阴生津,菟丝子、覆盆子、肉苁蓉、锁阳、巴戟肉温阳补肾,乃阳中求阴之意,桑椹、沙苑子滋补肝肾之阴,佐以佛手疏肝理气和胃。再加龟鹿二胶,为血肉有情之品,峻补精髓,全方育阴以涵阳,共奏滋补肝肾、健脾和胃之效,从而更好地调理疏通人体气血阴阳。

8.2.4.2　心脾两虚

治以健脾益气、养心安神为主,选用黄芪、生晒参、山药、茯苓、白术、五味子、远志、柏子仁、酸枣仁之类,兼阴虚者加用天冬、麦冬、石斛及西洋参等,兼血虚血滞者加用当归、生地黄、川芎等补血活血。

【医案二】

患者,朱某,男,56岁。

病史:夜寐欠安,口干喜饮,大便易溏,有乙肝病史,脉细弦,舌偏红,质胖,苔薄白。

病机:心脾两虚,阴虚血少。

治法:益气健脾,滋阴养血安神。

方药:

太子参200g　　炙黄芪200g　　山药200g　　　茯苓200g

炒白术200g	石斛200g	灯心草60g	炒薏苡仁120g
柏子仁120g	合欢皮90g	夜交藤200g	枸杞子250g
木香60g	砂仁60g	莲子肉250g	淮小麦200g
大枣60g	天冬200g	麦冬200g	当归200g
远志90g	制首乌200g	郁金200g	阿胶250g

辅料：

龟甲胶200g	鹿角胶200g	黑芝麻250g	胡桃肉250g
黄酒250ml	冰糖250g		

收膏，早晚饭前各服一勺，温开水冲服。若遇感冒、发热、腹泻等急症，则停服。

按语：《灵枢经·经脉》[2]曰："脾足太阴之脉……属脾，络胃……其支者，复从胃，别上膈，注心中。"足太阴脾经与足少阴心经在心中交接，经络联系密切，互相影响。心为脾之母，脾为心之子，五行之中母子相及，若子行脾虚弱，脾的功能不足以致上累母行心，子盗母气，引起母行心亦不足，终致母子同病，心脾功能失调。患者久病，后天调养欠当，脾气虚弱致脾失健运，水谷精微失于运化；脾胃功能失职，化源不足，气血亏虚，血不养心，而致心脉不利。全方以归脾汤为基础，加用山药、砂仁、莲子肉、炒薏苡仁，使得心脾同治，气血并补，脾旺则气血生化有源，气旺则阴血自生，血足则心有所养。再加天冬、麦冬、石斛滋阴清热，阿胶、首乌滋阴养血，合柏子仁、合欢皮、夜交藤、淮小麦、大枣养心安神，灯心草、郁金清心除烦。全方共奏益气健脾、滋阴养血安神之功。

8.2.4.3　脾肾亏虚

治以益气健脾滋肾为主，选用生晒参、黄芪、山药、茯苓、白术等益气健脾之品，合山茱萸、熟地黄、桑椹、枸杞子、牛膝、菟丝子等补肾之类，若兼肝血不足，则加用芍药、当归等柔肝补血之品。

【医案三】

患者,黄某,女,成人。

病史: 胸闷气短,四肢不温,中脘偶胀,大便不畅,夜寐尚安,神疲乏力,腰酸足麻,脉细,舌红,苔薄白。

病机: 脾肾两虚。

治法: 健脾益气,滋肾安神。

方药:

太子参200g	炙黄芪200g	山药200g	茯苓200g
炒白术200g	肉苁蓉200g	厚朴60g	灯心草60g
夜交藤200g	山茱萸120g	桑椹200g	炒枳壳60g
绿梅花60g	枸杞子250g	郁金200g	石斛200g
制首乌200g	白芍200g	生地黄200g	淮牛膝200g
续断200g			

辅料:

阿胶250g	龟甲胶200g	鳖甲200g	黑芝麻250g
胡桃肉250g	黄酒250ml	冰糖250g	西洋参^{研粉调入}60g

收膏,早晚饭前各服一勺,温开水冲服。若遇感冒、发热、腹泻等急症,则停服。

按语: 脾为后天之本,主运化,饮食失调,劳累过度,以及忧思、久病损伤脾气,脾气不足,运化水谷精微功能减弱,水谷精微不足以濡养肌肉,则出现神疲乏力,中脘部胀满,大便不畅;气血生化不足,脾主四肢肌肉,脾气不足,肢体失养,故见肢体倦怠,四肢不温;气血亏虚,中气不足,故精神不振,少气懒言,胸闷气短。肾为先天之本,肾精亏虚则蒸腾气化不足,脾肾亏虚则先天之精匮乏而后天化生不足,二脏亏虚则无力运化,故见腰酸足麻。结合舌苔脉象,上证皆为脾肾两虚之象,故治宜健脾益气、滋肾安神为法。方中以四君子汤化裁以益气健脾,山药肺脾肾三脏并补,桑椹、首乌、白芍滋阴补血,牛膝、续断、山茱萸补肝肾强筋骨,枸杞滋补肝肾,再加入灯心草、夜交藤安神,佐以肉苁蓉、厚朴、炒枳壳通便,绿梅花、郁金行气消滞。全方标本同治,补而不腻,为脾肾同治良方。

(魏丽萍,祝　丹,周　凡)

8.3　月经病

8.3.1　月经病概论

8.3.1.1　月经病概述

月经的周期、经期和经量发生异常,及伴随月经周期出现明显不适症状的疾病,称为月经病。

常见的月经病有月经先期、月经后期、月经先后无定期、月经过多、月经过少、经期延长、经间期出血、崩漏、闭经、痛经、经行发热、经行头痛、经行吐衄、经行泄泻、经行乳房胀痛、经行情志异常、经断前后诸证、经断复来等。

8.3.1.2　月经病的病因病机

气血不和,脏腑功能失调,就会导致冲任二脉损伤。其病因除外感邪气、内伤七情、房劳多产、饮食不节之外,尚需注意身体素质对月经病发生的影响。

8.3.1.3　月经病的辨证

着重月经的期、量、色、质及伴随月经周期出现的症状,同时结合全身证候,运用四诊八纲进行综合分析。

8.3.1.4　月经病的治疗原则

治本以调经。在论治过程中,首辨他病、经病的不同。如由他病致经不调者,当治他病,病去则经自调;若由经不调而生他病者,当予调经,经调则他病自愈。次辨标本缓急的不同,急则治其标,缓则治其本。如痛经剧烈,则应以止痛为主;若经崩暴下,则当以止血为先。缓则审证求因治其本,使经病得到彻底治疗。再辨月经周期各阶段的不同。

8.3.1.5　月经病的治本大法

治法：有补肾、扶脾、疏肝、调理气血等。经水出诸肾，故调经之本在肾。补肾在于益先天之真阴，以填精养血为主，佐以助阳益气之品，使阳生阴长，精血俱旺，则月经自调。即使在淫邪致病的情况下，祛邪之后，也以补肾为宜。扶脾在于益气血之源，以健脾升阳为主，脾胃健运，气血充盛，则源盛而流自畅。然而用药不宜过用甘润或辛温之品，以免滞碍脾阳或耗伤胃阴。疏肝以通调气机，以开郁行气为主，佐以养肝之品，使肝气得疏，气血调畅，则经病可愈。调理气血当辨气病、血病，病在气者，治气为主，治血为佐；病在血者，治血为主，治气为佐。气血来源于脏腑，其补肾、扶脾、疏肝也寓调理气血之法。

上述诸法，又常以补肾扶脾为要。如《景岳全书》曰："故调经之要，贵在补脾胃以资血之源，养肾气以安血之室，知斯二者，则尽善矣。"此外，不同年龄的妇女有不同的生理特点，治疗的侧重点也不同，应予考虑。

8.3.2　月经病辨证分型

月经病的主要发生机制是冲任不固，经血失于制约，其常见证型有脾肾气虚、阴虚阳盛、肝郁血热、气血亏虚、寒凝血瘀、气滞血瘀、痰湿内盛和湿热蕴结。

8.3.2.1　气　虚

（1）脾气虚　素体虚弱，或劳力过度，忧思不解，饮食失节，损伤脾气，脾伤则中气虚弱，冲任不固，不能统摄经血，故月经提前而至。经行或先或后，量多，色淡质稀，神倦乏力，脘腹胀满，纳呆食少，舌淡，苔薄脉细。治疗法则：补脾益气，养血调经。方药：补中益气汤、归脾汤。

（2）肾气虚　房劳多产，或久病伤肾，肾气虚弱，肾虚则冲任不固，不能制约经血，遂致月经提前而至。治疗法则：补肾益气，固冲调经。方药：固阴煎加减。

先天肾气不足，或不节房事，房劳多产，损伤肾气，肾虚冲任不足，血海不能按时满溢,遂致经行错后。治疗法则:补肾益气,养血调经。方药:大补元煎(《景岳全书》[4])。

先天肾气不足,或房劳多产,或久病虚损,伤及肾气,肾虚则精亏血少,冲任不足,经行血泄,胞脉愈虚,失于濡养,"不荣则痛",故使痛经。治疗法则:补肾填精,养血止痛。方药:调肝汤(《傅青主女科》[5])。

8.3.2.2　血　热

血热可分阴虚血热、阳盛血热和肝郁化热。

(1) 阴虚血热　素体阴虚,或失血伤阴,产多乳众,耗损精血,或思虑过度,营阴暗耗,阴血虚少,虚热内生,热扰冲任,冲任不固,不能制约经血,遂致月经提前而至。治疗法则:养阴清热,凉血调经。方药:两地汤加减。

(2) 阳盛血热　素体阳盛,或过食温燥、辛辣之品,或感受热邪,热伤冲任,迫血妄行,遂致月经提前而至。治疗法则:清热降火,凉血调经。方药:清经散加减。

(3) 肝郁化热　性情抑郁,或情志内伤,抑郁不乐,肝气郁结,郁久化热,热伤冲任,迫血妄行,遂致月经提前而至。治疗法则:清肝泻火。方药:丹栀逍遥散加减。

8.3.2.3　血　虚

数伤于血,或产多乳众,病后体虚,饮食减少,化源不足,营血衰少,冲任不足,血海不能按时满溢,遂致经行错后。治疗法则:补血养营,益气调经。方药:人参养荣汤。

素体虚弱,气血不足,或大病久病,耗伤气血,或脾胃虚弱,化源不足,气虚血少,经行血泄,冲任气血更虚,胞脉失于濡养,"不荣则痛",故使痛经。治疗法则:补气养血,和中止痛。方药:黄芪建中汤加减。

8.3.2.4　血　寒

(1) 虚寒　素体阳虚,或久病伤阳,阳虚内寒,脏腑失于温养,生化失期,气虚血少,冲任不足,血海不能按时满溢,遂致经行错后。治疗法则:温经扶阳,养血调经。方药:大营煎。

（2）实寒　经产之时,感受寒邪,或过服寒凉,寒邪搏于冲任,血为寒凝,胞脉不畅,血行迟滞,血海不能按时满溢,遂致经行错后。治疗法则:温经散寒,活血调经。方药:温经汤。

经期产后,感受寒邪,或过食寒凉生冷,寒客冲任,与血搏结,以致气血凝滞不畅,经前经时气血下注冲任,胞脉气血更加壅滞,"不通则痛",故使痛经。治疗法则:温经散寒,祛瘀止痛。方药:温经汤。

8.3.2.5　气　滞

素性抑郁,情志不遂,气不宣达,血为气滞,冲任不畅,气血运行迟滞,血海不能按时满溢,遂致经行错后。治疗法则:理气行滞,活血调经。方药:乌药汤。

素性抑郁,或忿怒伤肝,肝郁气滞,气滞血瘀,或经期产后,余血内留,蓄而成瘀,瘀滞冲任,血行不畅,经前经时气血下注冲任,胞脉气血更加壅滞,"不通则痛",故使痛经。治疗法则:行气活血,祛瘀止痛。方药:少腹逐瘀汤。

8.3.2.6　痰　湿

素体肥胖,痰湿内盛,或劳逸过度,饮食不节,损伤脾气,脾失健运,痰湿内生,痰湿下注冲任,壅滞胞宫,气血运行缓慢,血海不能按时满溢,遂致经行错后。治疗法则:燥湿化痰,活血调经。方药:芎归二陈汤。

8.3.2.7　湿热蕴结

素有湿热内蕴,或经期产后,感受湿热之邪,与血搏结,稽留于冲任、胞宫,以致气血凝滞不畅,经行之际,气血下注冲任,胞脉气血更加壅滞,"不通则痛",故使痛经。治疗法则:清热除湿,化瘀止痛。方药:清热调血汤。

8.3.3　医案分析

【医案】

患者,董某,女,51岁,2015年7月就诊。

病史:月经经期不准半年余,经色黯,月事两月未至,面部黄褐斑沉着,夏时畏热,冬时畏寒尤甚,腰酸便紧,脉弦细,舌苔淡薄。

诊断:月经愆期。

病机:肾气不足,气血不荣。

方药:二仙汤[6]合四物汤加减。

处方:

仙茅12g	仙灵脾12g	巴戟肉12g	熟地黄15g
知母10g	当归15g	炒白芍15g	川芎10g
太子参15g	益母草12g	牡丹皮6g	香附12g
绿梅花6g			

以此方加减调理2个月,月事渐转正常,面部黄褐斑消退,故冬季之时,患者拟再次膏方调治。

方药:

仙茅200g	仙灵脾200g	巴戟肉250g	熟地黄200g
当归250g	白芍250g	木香60g	砂仁60g
川芎100g	生晒参100g	黄芪300g	枸杞子250g
杜仲200g	黄精200g	潼蒺藜140g	桑椹200g
绿梅花60g	佛手70g	山茱萸140g	

辅料:

阿胶250g	龟甲胶200g	鹿角胶200g	炒芝麻250g
炒核桃250g	黄酒500ml	冰糖250g	灵芝孢子粉20g

收膏,早晚饭前各服一勺,温开水冲服。若遇感冒、发热、腹泻等急症,则停服。

以此方调理一冬,今夏路遇此女,询其病情,答现月事按时而至,拟今冬再补。

按语:月经又称月潮、月汛,形其如潮水,按时而至,潮起潮落,风采无限。女子风华之年,皆为有汛期之岁月。医之所为,使经期有常,如月圆之有定时。

《素问·上古天真论》[1]述男女生长发育之文:"女子七岁,肾气盛,齿更发长;二七而天癸至,任脉通,太冲脉盛,月事以时下,故有子;三七肾气平均,故真牙生而长极;四七筋骨坚,发长极,身体盛壮;五七阳明脉衰,面始焦,发始堕;六七三阳脉衰于上,面皆焦,发始白;七七任脉虚,太冲脉衰少,天癸竭,地道不通,故形坏而无子也。"故月事无常,不离气亏、血虚、肝郁、肾气不足诸症,久而诸脏合病,化生无源,母不生子,水不涵木,如旱季之时,木失水润,风来则摇,树叶转黄。更年期之月事无常,变症尤多,脾气暴戾,悲忧善哭,发落齿摇,面部褐斑,腹胀便秘,腰膝酸软,不一而足。大多医之所治,不离补血健脾、疏肝解郁、滋水涵木之说,方药偶能取效。治病必求于本,饮水必思其源,犹如古人所云:审堂下之阴,而知日月之行,阴阳之变。

《素问·上古天真论》[1]明确指出,肾气亏也,七七任脉虚,太冲脉衰少,天癸竭,即七七之年肾气不足,肾精不易化生,阴精枯竭,冲脉血少,胞宫失濡,如沙漠之湖,滋水无源,焉能长期碧波荡漾乎。治疗此类疾病,祝师多以补肾气益肾精为大法,以缓补为主,随症加减。急补犹如高原黄土,实为无水之地,如饥儿待乳,暴雨灌之,必有水土流失之虞,外涝而内干,有奔腾之势,无濡养之功,不如春雨润土,徐徐图之,必能化生万物。

二仙汤[6]组方之中,仙茅、仙灵脾、巴戟肉温运肾阳,滋补肾精;知母泻火坚阴;当归温润养血,调理冲任。全方配伍为温阳滋阴同用,以适阴阳俱虚于下,而有虚火上炎之症。由于方用仙茅、仙灵脾二药为主,故名"二仙汤"。该方常用于更年期综合征(妇女绝经前后诸证,如头目昏眩、胸闷心烦、少寐多梦、烘热汗出、焦虑抑郁、腰酸膝软等),高血压,闭经以及其他慢性病见有肾阴阳两虚、虚火上扰者。细观此膏方组成,实以二仙、四物、归脾、右归,另外仿逍遥散之意。祝师用药,尤其膏方,喜加木香、砂仁,取补而不滞、六腑以通为用之意。以总方而论,温肾健脾,生血和胃,尤其加用鹿角、龟甲、驴皮之胶,如苗植良田沃土,遇和煦之春,焉有不长之理。龟鹿也称二仙,一阴一阳,如太极之鱼,阴生阳长,相依相拥,生生不息。寒冬之日,绿草艳花凋零,唯根深之松木,绿意无限。

8.3.4　小　结

祝师临证,除内科诸症之外,常遇妇科杂症,尤其以女子月经不调最为多见,月经不能如期而至,先后不一,腰痛发落,面色无华及黄褐斑沉着等,不一而足,其中以更年期时月经不调较为难治,也最为典型,处方多用二仙汤合四物汤加减。

(徐国胜)

8.4　呼吸系统疾病

8.4.1　膏方调治呼吸系统疾病概论

调补呼吸系统疾病的膏方可谓历代良方迭起,如雪梨膏、川贝枇杷膏、两仪膏、蛤蚧膏等。

祝师认为"膏滋能健旺肺卫,增强体质,预防外邪侵入"。呼吸系统疾病如感冒、咳嗽、哮证、喘证等往往随四季气候变化、辛劳疲倦或情志异常而反复发作,若未及时调治,则会随着体内正气抗病能力下降而日益加重,甚者传变至其他脏腑。呼吸系统疾病的膏滋调补是呼吸系统疾病治疗的补充部分,并且发挥着积极的作用。同时提出"护卫固表是关键""清肺化痰贯穿始终"的处方原则,合理选胶以求阴阳平衡。膏方不仅是滋补强壮的佳品,更是慢性病缓解期调治的最佳剂型,但在遣方用药时需注意以下几点:①治病、保健有别,治病膏方须根据病情加以辨证施治,或标本同治,或虚实兼顾,以调理阴阳、祛病强身,不宜一味补益,以免恋邪。②膏方遣方选药时应注意体质与药性是否协调,偏于阳虚体质的,避免应用阴寒伤阳类膏剂;偏于阴虚体质的,须避免应用助火伤阴的膏滋药。③膏方以平缓、长效见长,不可追求立时之效,而滥施质精昂贵之品。④呼吸系统疾病的遣方用药,应随症加减,量体裁方,注意宜忌。治上病、初病,方宜轻灵;重视健运中土,以促脾胃运化;肺肾同病,宜补肺金生肾水。

8.4.2 呼吸系统疾病膏方用药的基本原则

8.4.2.1 秋冬宜润肺

秋冬,风物干燥。秋冬属燥,燥胜则干。肺为娇脏,最为忌燥,燥气通于肺,最易伤肺,表现为肺燥阴亏。症状特点是口干鼻干,舌燥咽干,干咳少痰,干咳甚至带有血丝,唇燥而裂,皮肤干枯无泽,小便短少而黄,舌红、少津,脉细数。燥则润之,可选用南沙参、北沙参、麦冬、天冬、杏仁、百合、玄参、生地黄、干芦根、甘草等清肺养阴润燥。

8.4.2.2 润肺兼顾滋阴

秋天的肺燥还常与肺肾阴亏并见,除肺胃津伤症状外,还有头晕、腰酸、精少、带下等症,甚至出现五心烦躁。可选用枸杞子、麦冬、女贞子、旱莲草、熟地黄、山茱萸等,或者六味地黄丸或大补阴丸(熟地黄、龟甲、猪脊髓、黄柏、知母、白蜜)等。

8.4.2.3 注意补益肺气

肺气虚是指肺主气司呼吸功能减弱。肺气虚的特点是气息无力、言语无力、咳喘无力。肺气虚者一般易感冒、汗多,或有气短、乏力等症状,舌淡苔白,脉弱。可以用补肺汤、玉屏风散进行调理。补益肺气之品可选冬虫夏草、燕窝、人参、沙参、西洋参、黄芪、党参、太子参,或服四君子汤。

8.4.2.4 养肺还要益肾

肺主行气,肾主纳气。肾虚的主要临床症状为呼多吸少、气不归根。此类人群大多有动则气喘,神疲自汗,腰腿酸软,小便清长,夜尿多,畏寒肢冷,舌质淡苔白,脉沉无力等。膏方中常用菟丝子、淫羊藿、补骨脂、巴戟肉、熟地黄等补肾之品。用药主张温而不燥,滋而不腻,故常选用二至丸、六味地黄丸及续断、杜仲等阴阳平补之品,使补肾而无燥热之偏。同时讲究补中有泻,补中有通,如用熟地黄必佐用砂仁;补益之中必加用气味辛香、运脾化滞之品,使补虚不恋邪,补虚不碍胃。此外,还可选用龟甲胶、黄明胶等补肺益肾之品填精补髓。

以动则气喘、腰膝酸痛、夜尿频多等症状为主的肾气虚者,药用熟地黄、山茱萸、杜仲、山药、紫河车、蛤蚧等。如有畏寒腰冷等肾阳虚明显者,药用菟丝子、仙灵脾、胡芦巴等。兼有头晕目眩、舌红咽干等阴津不足者,药用女贞子、麦冬、石斛等。

8.4.2.5　养肺还要健脾

肺为水之上源,脾主运化水湿。肺为储痰之器,脾为生痰之源。

对一些长期慢性咳嗽,咳痰量多,神疲乏力,自汗气短,食少便溏,舌质淡嫩、边有齿印的肺脾气虚证,可用参苓白术散、六君子汤加味,生晒参、白术、茯苓、半夏、陈皮、黄芪、贝母、炒扁豆、木香、砂仁,重用薏苡仁、山药、莲子肉,意取培土生金,以杜痰源。

舌苔厚腻、食欲不振、经常腹胀的患者,可先予"开路药"陈皮、半夏、厚朴、枳壳、蔻仁、苍术、焦六神曲、莱菔子、山楂等,煎汤服用,健脾醒胃,理气化湿,以助运化。再进滋补膏方,防止因补壅塞。

8.4.3　医案分析

【医案一】

患者,於某,男,40岁。

病史:咽痒干咳,精神尚佳,夜寐尚安,口干,纳便正常。脉滑,舌质偏红,苔薄白。

诊断:咳嗽。

病机:肺阴亏虚。

治法:养阴清肺利咽。

方药:

生地黄200g	玄参150g	天、麦冬^各200g	桔梗120g
西青果150g	北沙参200g	木蝴蝶90g	凤凰衣60g
生甘草60g	百部120g	石斛200g	干芦根150g

西洋参^{研粉调入}90g　　莲子肉250g　　百合250g　　　黄芩90g

太子参150g　　　　玉竹200g　　　山茱萸120g　　桑椹200g

山药200g　　　　　枸杞子250g　　黄芪200g

辅料：

阿胶250g　　龟甲胶200g　　黑芝麻250g　　胡桃仁250

黄酒500ml　　冰糖250g

收膏，早晚饭前各服一勺，温开水冲服。若遇感冒、发热、腹泻等急症，则停服。

按语：患者干咳无痰，口干，舌质红，属肺阴不足而生内热之象。主以养阴清肺汤减味（生地黄、玄参、麦冬、生甘草）滋养肺阴，生津止咳。黄芪、太子参、山药补气健脾养胃，培土生金。木蝴蝶性味苦、甘、凉，归肺、肝、胃经，具清肺利咽、疏肝和胃之功。西青果性味苦、涩，归肺、大肠经，有清热生津、利咽解毒之功。凤凰衣甘、淡，性平，入脾、胃、肺经，具养阴清肺之功。此三药经常联用，性味平和而清肺利咽功能显著。西洋参、石斛、玉竹甘淡之品，养阴生津而不生湿。干芦根甘、寒，中空之品，清热生津，泻火利尿，可以清肺中之热而从小便导出；配以黄芩为佐药，清理肺中虚热。桔梗辛散宣肺，利咽止咳，百部、莲子肉收敛肺气而补益肺气，散收并用。金水相生，肺金之虚，多由肾水之涸，久咳不已，表现在肺，根实在肾，故以枸杞子、山茱萸、桑椹补肾水，龟甲胶、胡桃仁纳肾气。全方标本同治，子母兼顾，散收并用，滋而不腻，为治肺阴虚内热咳嗽的良方。

【医案二】

患者，刘某，女，50岁。

病史：肺炎后咳嗽，血压偏高。咽痒咳嗽，咳痰不出，口干喜饮，大便偏干，无明显头昏，自觉乏力，脉细，舌质红、中裂，苔薄。

诊断：咳嗽。

病机：气阴两虚。

治法:养阴润肺益气。

方药:

南沙参200g	北沙参200g	桑白皮200g	桔梗150g
紫菀150g	款冬花200g	百部200g	天冬200g
麦冬200g	前胡150g	化橘红60g	石斛200g
炒枳壳60g	瓜蒌仁90g	太子参200g	黄芪200g
枸杞子250g	白芍200g	天麻200g	桑寄生250g
杜仲200g	莲子肉250g	紫苏子150g	川贝粉60g

辅料:

阿胶250g	炒芝麻250g	龟甲胶200g	冰糖250g
黄酒500ml	炒核桃250g	鳖甲200g	西洋参60g

收膏,早晚饭前各服一勺,温开水冲服。若遇感冒、发热、腹泻等急症,则停服。

按语:患者肺炎高热之后,气阴两虚,故咳痰不爽,口干喜饮,肺与大肠相表里,肺津不足,则肠燥便干。方以南、北沙参,天冬,麦冬,西洋参,石斛等甘寒之品养阴生津;桑白皮甘、辛、寒之品,归肺、脾经,能泻肺中之水与热;桔梗辛散宣肺,利咽止咳;百部、莲子肉收敛肺气而止咳,紫苏子、前胡降气止咳,紫菀、款冬花润肺下气止咳,瓜蒌仁润肠通便,化橘红、川贝粉化痰止咳;天麻、杜仲补益肝肾而降压;配以核桃、龟甲胶、鳖甲纳气平喘而止咳。

【医案三】

患者,江某,女,53岁。

病史:胸闷气急,动后加重,口干喜饮,纳谷尚馨,大便通畅,夜寐尚安,脉细,舌红,苔薄白。

诊断:喘息性支气管炎缓解期。

病机:肺之气阴两虚。

治法:补肺纳气滋阴。

方药：

生晒参90g	蛤蚧^{研粉加入}2对	太子参150g	黄芪200g

生晒参90g　　蛤蚧^{研粉加入}2对　　太子参150g　　黄芪200g

天、麦冬^各200g　　五味子90g　　紫苏子90g　　炙葶苈子90g

百部120g　　百合150g　　紫苏梗120g　　郁金200g

莲子肉250g　　山药250g　　茯苓200g　　化橘红60g

枸杞子200g　　菟丝子150g　　巴戟肉200g　　大枣60g

石斛200g　　佛手60g

辅料：

阿胶250g　　龟甲胶200g　　鹿角胶200g　　黑芝麻250g

胡桃仁250g　　冰糖250g

忌酒。

收膏，早晚饭前各服一勺，温开水冲服。若遇感冒、发热、腹泻等急症，则停服。

按语： 喘息性支气管炎属中医"喘证"范畴，为本虚标实之证。急则治其标，缓则治其本。缓解期以治本为主，兼顾其标。肺主气，肾纳气，脾生气，故治宜兼顾肺、脾、肾三脏。肺气上逆而喘，故以紫苏子、葶苈子、紫苏梗、郁金、佛手开郁肃降而平喘；脾虚生痰湿，痰浊上犯，导致咳喘，故以生晒参、太子参、黄芪、山药、茯苓、化橘红、大枣健脾益气，化湿除痰，脾旺生金，同时补益肺气；肾为气之根，摄纳失常，气不归元，上逆而喘，故以枸杞子、菟丝子、巴戟肉、胡桃仁、龟鹿二胶、莲子肉补肾纳气平喘。口干喜饮，津亏明显，以天冬、麦冬、石斛、百合养阴润肺。肺气易耗散，以百部、五味子收敛肺气。全方配伍适当，适用于喘息性支气管炎缓解期调理。

【医案四】

患者，王某，女，50岁。

病史： 咳嗽少痰，活动后气促，神疲乏力，夜寐欠安，纳便尚可，偶心悸胸闷，脉细，舌质偏红，苔薄白。

诊断:慢性支气管炎、桥本甲状腺炎、血压临界。

病机:气阴两虚,心神失养。

治法:益气养阴润肺,养心安神。

方药:

太子参200g	黄芪200g	天冬200g	麦冬200g
五味子90g	南沙参200g	北沙参200g	炙紫菀150g
款冬花200g	百部150g	百合150g	石斛200g
生晒参60g	玄参120g	化橘红60g	夜交藤200g
炒酸枣仁120g	柏子仁120g	天麻200g	白芍150g
枸杞子250g	石决明250g	珍珠母250g	桑寄生250g
杜仲200g	莲子肉250g		

辅料:

阿胶250g	龟甲胶200g	黑芝麻250g	胡桃肉250g
黄酒250ml	冰糖250g		

收膏,早晚饭前各服一勺,温开水冲服。若遇感冒、发热、腹泻等急症,则停服。

按语:患者久咳反复发作,耗气伤阴,气阴两虚,致神疲乏力,久则扰乱心神,睡眠欠安。治宜益气养阴,润肺止咳,养心安神。方以太子参、黄芪、生晒参益气,天冬、麦冬、南北沙参、百合、石斛养阴,紫菀、款冬花、百部、化橘红化痰止咳降气,夜交藤、炒酸枣仁、柏子仁养心安神,石决明、珍珠母镇惊安神;另以五味子配百部收敛肺气,桑寄生、杜仲、胡桃肉、龟甲胶补肾以交通心肾,而安神助眠。全方标本同治,金水相生,补土生金,配伍适当。

【医案五】

患者,戚某,男,49岁。吸烟多年。

病史:咳嗽咳痰,痰咳不松,口苦见干,纳便正常,夜寐欠安,中脘偶胀不适,脉弦滑,舌质红,苔薄黄。

诊断：支气管炎、颈腰椎病。

病机：肺脾失调。

治法：清肺化痰，健脾滋肾。

方药：

南沙参200g	北沙参200g	天冬200g	麦冬200g
桑白皮200g	干芦根120g	紫菀200g	款冬花200g
百部150g	前胡120g	淮小麦200g	糯稻根120g
煅牡蛎250g	石斛200g	西洋参60g	百合250g
莲子肉250g	山药250g	茯苓200g	厚朴60g
太子参200g	炒白术120g	陈皮60g	

辅料：

阿胶250g	龟甲胶200g	黑芝麻250g	胡桃肉250g
灵芝孢子粉20g	黄酒250ml	冰糖250g	

收膏，早晚饭前各服一勺，温开水冲服。若遇感冒、发热、腹泻等急症，则停服。

按语：《本经逢原·卷一》[7]曰："至于烟草之火……熏灼脏腑，游行经络，能无壮火散气之虑乎？"中医认为烟草属于火热之毒，而又具有秽浊之气，吸烟日久，耗津伤气，烟雾之毒又蓄积体内，肺为清脏，受烟毒之害，不能肃降，必咳嗽痰鸣，阴虚痰燥，口苦口干，有痰难咳。肺金不降，则胃气不降，患者中脘胀闷不适。方以南、北沙参，天冬，麦冬，西洋参，石斛，太子参，百合益气滋阴，生津润燥；桑白皮、干芦根清热解毒；紫菀、款冬花、前胡、百部化痰止咳，肃降肺气；山药、茯苓、白术、陈皮、厚朴健脾和胃，培土生金；淮小麦、糯稻根清虚热，配以牡蛎安神；阿胶、龟甲胶、胡桃肉、灵芝孢子粉补益肺肾，金水相生。

【医案六】

患者，顾某，女，43岁。

病史: 头昏乏力,面色不华,四肢不温,月经量多且提前,脉细,舌质淡红,苔薄白。

诊断: 贫血、慢性支气管炎。

病机: 气血亏虚。

治法: 益气养血,滋肾。

方药:

生晒参60g	黄芪200g	当归200g	白芍200g
生地黄200g	熟地黄200g	山药200g	仙鹤草200g
莲子肉250g	炙甘草60g	茯苓200g	炒枳壳60g
制首乌200g	玉竹200g	桑椹200g	仙灵脾120g
肉苁蓉150g	太子参150g	百部150g	百合200g
升麻90g	枸杞子200g	牡丹皮60g	

辅料:

灵芝孢子粉30g	阿胶250g	龟甲胶200g	黑芝麻250g
胡桃仁250g	黄酒500ml	冰糖250g	

收膏,早晚饭前各服一勺,温开水冲服。若遇感冒、发热、腹泻等急症,则停服。

按语: 患者平素脾胃虚弱,气血生化不足,气虚不能摄血,每次月经量多且提前,又致气血更虚。气血亏虚,上不能濡养头目,外不能温养四肢,故头昏乏力、面色不华、四肢不温等虚症并出。治以益气养血为主。方以四物汤去川芎加首乌、阿胶、黑芝麻补血,生晒参、黄芪、太子参益气,茯苓、山药、甘草、莲子肉健脾养胃,培土生金。配以仙鹤草收涩止血,仙灵脾、肉苁蓉、灵芝孢子粉、枸杞子、桑椹、百合、龟甲胶等补虚。恐滋腻太过,以升麻、枳壳一升一降,活动气机,使补而不滞。

【医案七】

患者,杨某某,男,50岁。

病史:左肺结节2年。大便偏烂,次数增多,夜寐欠安,精神尚振,无明显咳嗽、胸痛,脉细,苔薄黄。

诊断:左肺结节。

病机:心脾两虚。

治法:益气健脾,宁心安神。

方药:

生晒参90g	黄芪200g	山药200g	炒白术200g
炒薏苡仁250g	茯苓200g	莲子肉250g	砂仁60g
木香60g	夜交藤200g	灯心草60g	远志90g
石斛200g	麦冬200g	西洋参60g	灵芝孢子粉30g
桑椹200g	陈皮60g	佛手60g	枸杞子250g
桔梗90g	百合150g	太子参200g	

辅料:

阿胶250g	龟甲胶200g	黑芝麻250g	胡桃肉250g
黄酒250ml	冰糖250g		

收膏,早晚饭前各服一勺,温开水冲服。若遇感冒、发热、腹泻等急症,则停服。

按语:肺结节患者早期缺乏临床症状,多仅在体检时发现肺部结节。随着病程进展,肺部结节可逐渐增大,患者可出现咳嗽、咳痰、胸闷、活动后气短、胸胁胀痛等不适。传统中医并无"肺结节"之名,根据患者症状表现可将其类属于"咳嗽""胸痹""喘病"等范畴。肺结节属有形病理产物,因此有国内学者以"肺积"名之。肺结节病位在肺,常与心、脾、肝、肾有关。该患者以大便偏烂、次数增多为主要临床症状,夜寐欠安,结合舌脉,考虑心脾两虚。脾失健运,水液代谢失常,故大便偏烂、次数增多;脾虚不能运化水谷精微上荣于心肺,心血不足,心神失养,则夜寐欠安;肺气失养,则肺失清肃,痰核内生,而成结节。大便偏烂、次数增多,久病易致脾肺气虚。故方中予黄芪、山药、炒白术、炒薏苡仁、茯苓、莲子肉、砂仁、木香、陈皮、佛手等益气健脾止泻、理气和胃,茯苓、莲子肉还可养心安神;生晒参、西洋参、石斛、麦冬、桑椹、枸杞子、太子参等益气养阴,予佐以灵芝孢子粉、夜交藤、灯心草、远志宁心安神;百合滋阴润肺,桔梗宣畅气机;更加阿胶、龟甲胶血肉有情之品补肾填精、滋阴养血;炒芝麻、炒核桃有滋补肾阴之功,核桃肉还有补肾纳气之力,又能浓缩粘滞,乃制切片膏必不可少之辅料;再加冰糖矫味,黄酒去腥。诸药相合,共奏益气健脾养阴、宁心安神之功。

(郑文龙,刘智勇)

8.5 脾胃病

祝师临证,除内科诸症之外,常遇内科杂病,尤其以脾胃病最为多见,如慢性胃炎、慢性肠炎、胃肠功能紊乱、胃溃疡、便秘等,常见嗳气、泛酸、胃痛、大便溏烂、便秘、口苦、纳差、面色萎黄等诸症,不一而足。由于师从杨少山名中医,并得俞尚德名中医精心指点,故诊治脾胃病,祝师多用药轻灵,补益脾胃主张清养,同时兼顾阴阳,结合具体病症兼以化痰、祛瘀、生肌,如温胆汤理气化痰,丹参饮理气活血;而胃溃疡多加用收敛生肌之品,如白及、海螵蛸、无花果等。具体医案及分析如下。

【医案一】

患者,蔡某,男,50岁。

病史: 偶中脘作胀伴嗳气,无明显头昏,腰酸,夜寐尚安,脉细,舌质红,苔薄黄。

诊断: 胃胀、血压在临界状态、慢性肾炎。

病机: 脾胃不和。

治法: 拟健脾和胃理气,佐平肝。

方药：

炒党参200g	白芍200g	茯苓200g	山药250g
炒白术200g	佛手60g	木香60g	砂仁60g
大枣60g	红藤150g	蒲公英200g	莲子肉250g
炙黄芪200g	太子参200g	娑罗子150g	枸杞子250g
天麻250g	桑寄生200g	杜仲200g	桑椹200g
肉苁蓉200g			

辅料：

灵芝孢子粉30g	阿胶250g	龟甲胶200g	黑芝麻250g
胡桃肉250g	黄酒250ml	冰糖250g	

收膏，早晚饭前各服一勺，温开水冲服。若遇感冒、发热、腹泻等急症，则停服。

按语：该病例为慢性肾炎患者，肾亏日久，水不涵木，木郁横逆犯土，故诸症发生。腰酸为肾虚之征，脘胀、嗳气乃肝郁气滞、脾胃运化不及的表现。脾虚失运、气血化源不足、湿浊内蕴，则脉细，舌红，苔薄黄。治以参苓白术散健脾化湿助运，以资生化之源，配以佛手、木香、娑罗子舒肝行气，减轻对脾胃的影响。另佐以红藤、蒲公英清利湿郁之热。再以枸杞子、桑椹、桑寄生、肉苁蓉、天麻、阿胶、龟甲胶、黑芝麻、胡桃肉等补益肝肾，滋水涵木，培本固源。

【医案二】

患者，徐某，男，50岁。

病史：纳谷欠馨，中脘作痛，饥饿时尤甚，夜寐尚安。形体消瘦，脉细弱，舌质淡红，偏胖，苔薄白。

诊断：胃痛。

病机：心脾两虚。

治法：健脾和胃，益气养心安神。

方药：

炒党参250g　　炙黄芪200g　　白芍250g　　　炙甘草60g

元胡120g　　　娑罗子120g　　香附90g　　　山药200g

茯苓200g　　　炒白术120g　　砂仁60g　　　炒薏苡仁200g

莲子肉250g　　旋覆花90g　　　代赭石200g　　大枣60g

生晒参60g　　　枸杞子250g　　炒酸枣仁120g

辅料：

阿胶250g　　　龟甲胶200g　　黑芝麻250g　　胡桃肉250g

黄酒250ml　　　冰糖250g

收膏，早晚饭前各服一勺，温开水冲服。若遇感冒、发热、腹泻等急症，则停服。

按语：患者脾胃虚弱，运化不及，故纳谷不馨。气血化生失源，日久亏虚，胃络失养，故中脘不荣而痛，饥饿时气血更虚，疼痛更甚。形体消瘦，舌胖，苔薄白，脉细弱，俱是脾胃虚弱、气血亏虚的表现。治疗以参苓白术散健脾助运，旋覆花、代赭石、大枣降气和胃，元胡、娑罗子、香附行气止痛，阿胶、黑芝麻、胡桃肉、炒酸枣仁、黄芪、生晒参补气养血，以荣络止痛。

【医案三】

患者，陆某，男，34岁。

病史：纳谷不馨，大便秘结，夜尿频仍，神疲乏力，精神欠振，手足不温，脉细，舌质偏嫩红，苔薄白，边有齿痕。

诊断：胃溃疡、支气管哮喘、便秘。

病机：气阴两虚，脾肾阳虚。

治法：益气养阴，健脾滋肾。

方药：

生晒参90g　　　黄芪200g　　　山药200g　　　炒枳壳60g

火麻仁120g　　　瓜蒌仁90g　　　枸杞子200g　　炒白术120g

佛手60g　　　菟丝子200g　　覆盆子200g　　蛤蚧1对

西洋参50g　　五味子90g　　莲子肉250g　　绿梅花60g

大枣60g　　　太子参150g　　肉苁蓉200g　　麦冬200g

石斛120g　　　香附120g

辅料：

阿胶250g　　　龟甲胶200g　　鹿角胶200g　　胡桃肉250g

黑芝麻250g　　冰糖250g　　　黄酒500ml

收膏，早晚饭前各服一勺，温开水冲服。若遇感冒、发热、腹泻等急症，则停服。

按语：患者哮喘日久，肺金不降，相火不能归藏肾水，久则致肾阳亏虚，温煦失职，故手足不温；阳虚不能振奋精神，故神疲乏力，精神欠振；肾阳不足，气化失职，肾气不固，故夜尿频数，而反致肠道失润，大便秘结；火不暖土，脾失健运，胃失和降，故纳谷不馨。水谷精微化生不足，故气阴亏虚。肺主气，肾纳气，脾运气，此病在三脏，而阴阳气血俱虚，故脉细，而舌嫩红，有齿痕。治宜温肾以暖脾，运土以生金，金降则气火下敛，咳喘平息，胃纳增加，肾水不寒，诸症缓解。故方以枸杞子、菟丝子、覆盆子、肉苁蓉、鹿角胶温补肾阳；人参、山药、白术、黄芪、莲子肉、大枣、石斛、麦冬健脾养胃，益气养阴；蛤蚧、五味子、胡桃肉补益肺肾，纳气平喘；火麻仁、瓜蒌仁、黑芝麻润肠通便；再以枳壳、佛手、绿梅花、香附舒肝行气。全方补而不滞，温而不燥，为治病良方。

【医案四】

患者，陈某，女，52岁。

病史：大便易溏烂，偶中脘不适，头昏头痛，易过敏体质，口苦腹胀，脉细，舌质淡红，苔薄黄。

诊断：慢性胃肠炎。

病机：脾胃不和，气血不足。

治法:健脾和胃,理气养血滋肾。

方药:

炒党参200g	白芍200g	山药250g	茯苓250g
炒白术200g	砂仁60g	枸杞子250g	炒薏苡仁200g
佛手60g	莲子肉250g	石斛250g	厚朴60g
当归150g	桑椹200g	绿梅花60g	黄芪200g
竹茹60g	灵芝孢子粉20g	木香60g	潼蒺藜200g

辅料:

蜂蜜250g　胡桃肉250g　黑芝麻250g　枣泥250g

收膏,早晚饭前各服一勺,温开水冲服。若遇感冒、发热、腹泻等急症,则停服。

按语:患者素体脾胃虚弱,运化失常,湿浊内蕴,故便溏、口苦,清气不升则头昏头痛,浊气不降故脘闷腹胀不适。虚久及肾,肾气必亏。苔薄黄、脉细乃气血不足、湿浊内蕴之象。治以参苓白术散加减。党参、黄芪、白术、茯苓、砂仁、莲子肉、山药、炒薏苡仁健脾益气化湿实大便,厚朴、木香行气和胃消腹胀,脾升胃降、清浊分别则头目清利,佛手、绿梅花、白芍条畅肝气使不犯脾土,枸杞子、桑椹、胡桃肉、黑芝麻、潼蒺藜温补肾气以涵木扶土。

【医案五】

患者,田某,女,50岁。

病史:纳差,大便溏烂,口苦见干,泛酸减轻,夜寐欠安,腰酸乏力,脉细,舌质红,苔薄黄。

诊断:胃肠道功能紊乱。

病机:脾肾亏虚。

治法:健脾益气滋肾,佐养心安神。

方药:

太子参200g　黄芪200g　山药200g　茯苓200g

炒白术 200g	砂仁 60g	补骨脂 150g	肉苁蓉 200g
肉豆蔻 150g	五味子 60g	吴茱萸 50g	黄连 30g
淮小麦 200g	佛手 60g	大枣 60g	莲子肉 250g
炒续断 200g	枸杞子 250g	升麻 90g	仙灵脾 120g
灯心草 60g	大枣 60g	炒党参 150g	木香 60g

辅料：

| 阿胶 250g | 龟甲胶 200g | 胡桃肉 250g | 黑芝麻 250g |
| 冰糖 250g | 黄酒 500ml | | |

收膏，早晚饭前各服一勺，温开水冲服。若遇感冒、发热、腹泻等急症，则停服。

按语：患者脾虚失运，水湿内蕴，清浊不分，水湿渗入大肠，故大便溏烂。水湿蕴热，津不上承，故口苦口干。土虚水泛，久必伤肾，肾阳不能温煦脾土，则脾土更不能运化水谷，精微不足，上不能营养心神，外不能濡养肌肉，故夜寐欠安，腰酸乏力。舌红，苔薄黄，脉细，符合脾肾亏虚、心肾不交之征。故治以参苓白术散加减健脾化湿，四神汤温肾暖土，甘麦、大枣加佛手、胡桃肉、阿胶、龟甲胶、黑芝麻等养心安神，交通心肾。更反佐以黄连、灯心草清利湿中之热。湿去热清，心神自宁。

【医案六】

患者，雷某，女，30岁。

病史：中脘不适，纳谷不馨，大便溏烂，神疲乏力，夜寐欠佳，经行量少，腰酸不适，脉细，舌淡胖，边有齿痕，苔薄。

诊断：慢性胃炎。

病机：心脾两虚。

治法：益气养血，健脾滋肾，宁心安神。

方药：

| 生晒参 90g | 黄芪 200g | 茯苓 200g | 山药 200g |

炒白术200g　　砂仁60g　　　木香60g　　　炒枳壳60g

莲子肉250g　　当归200g　　　白芍200g　　　川芎60g

熟地黄200g　　淮小麦200g　　枸杞子250g　　炒续断200g

仙茅150g　　　仙灵脾150g　　制首乌200g　　佛手60g

绿梅花60g　　　大枣60g　　　巴戟肉200g

辅料：

阿胶250g　　　炒芝麻250g　　龟甲胶200g　　冰糖250g

黄酒500ml　　　炒核桃250g　　鹿角胶200g　　桂圆肉250g

收膏，早晚饭前各服一勺，温开水冲服。若遇感冒、发热、腹泻等急症，则停服。

按语：患者饮食不节，饥饱无常，致脾胃受损，胃腑不降，则纳谷不馨，中脘胀闷不适，脾运失健，水谷不化，则大便溏烂，甚至完谷不化。化源匮乏，气血不足，外不能充养四肢，内不能养心安神，故神疲乏力，夜寐不佳。后天匮乏，不能补养先天，脾虚久则及肾，肾亏则腰酸。舌淡胖、边有齿痕乃脾气亏虚之征，脉细是气血不足之象。脾肾亏虚，气血不足，治疗宜健脾滋肾，益气养血，宁心安神。方以参苓白术散化裁健脾养胃，二仙汤加减温补肾精，甘麦大枣汤去甘草加核桃、桂圆肉养心安神。方中蕴含四君补气、四物养血，气血互生，且有阿胶、龟甲胶、鹿角胶、首乌等血肉有情之品助精血生长。另以佛手、绿梅花疏肝理气，以防肝木乘脾土，木香、砂仁、枳壳行气醒脾以防滋腻太过。全方心、脾、肾三脏并调，补中有疏，温而不燥，配伍得当，堪称良方。

【医案七】

患者，沈某，男，30岁。

病史：偶中脘不适，伴泛酸，纳便尚可，精神欠振，偏头痛，脉细，舌质红，苔薄黄、腻。

诊断：慢性胃炎、偏头痛。

病机:脾胃失调,肝肾亏虚。

治法:健脾和胃理气,佐补益肝肾。

方药:

炒党参250g	茯苓200g	炒白术150g	山药200g
陈皮60g	莲子肉250g	砂仁60g	炒薏苡仁250g
煅瓦楞子250g	海螵蛸150g	天麻200g	炒僵蚕90g
全蝎50g	川芎60g	枸杞子250g	桑椹250g
麦冬200g	泽泻200g	巴戟肉200g	绿梅花60g

辅料:

阿胶250g	炒芝麻250g	冰糖250g	黄酒500ml
炒核桃250g	鹿角胶200g	龟甲胶200g	

收膏,早晚饭前各服一勺,温开水冲服。若遇感冒、发热、腹泻等急症,则停服。

按语:患者饮食不节,损伤脾胃,胃失和降,故中脘不适;脾失运化,气血生化不足,脏腑失养,故精神欠振。水湿不化,聚而成痰。脾虚湿困久则肾亏,水不涵木,则肝风内动,风邪挟痰上行,瘀阻头部偏侧经络,不通则偏头痛。总属脾胃虚弱,肝肾亏虚,虚风内动,痰瘀阻络。故治宜健脾和胃,补益肝肾,祛风化痰,通络止痛。以参苓白术散健脾和胃化湿,以全蝎、僵蚕合用祛风化痰通络,煅瓦楞子既能消痰化瘀助通络,又能与海螵蛸一起制酸止痛,缓解胃部不适。川芎为血中气药,能通行周身气血,为活血通络止痛之要药,张元素[8]言"头痛须用川芎"。天麻主入肝经,既熄肝风,又平肝阳,为治疗头痛、眩晕之要药,无论虚证、实证均可应用。川芎、天麻同用,治疗偏正头痛相得益彰。枸杞子、桑椹、巴戟肉、阿胶、鹿角胶、龟甲胶补益肝肾,固本熄风。全方攻补兼施,标本同治,配伍得当。

【医案八】

患者,陈某,男,47岁。

病史:夜寐欠安,中脘不适,易泛酸,大便不畅,精神尚振,口苦见干,脉细,舌质红,苔薄黄、腻。

诊断:慢性胃炎、失眠。

病机:心脾两虚。

治法:养心安神,健脾化湿,佐滋肾。

方药:

柏子仁120g	炒酸枣仁120g	合欢皮90g	远志90g
太子参200g	炒党参250g	茯苓250g	炒白术200g
炒枳壳60g	炒薏苡仁200g	炙黄芪200g	巴戟肉200g
肉苁蓉200g	枸杞子200g	莲子肉250g	龙眼肉250g
炒麦芽120g	绿梅花60g	炒续断200g	山药200g
煅瓦楞子250g	灯心草60g	夜交藤200g	

辅料:

阿胶250g　龟甲胶200g　鹿角胶200g　炒芝麻250g
胡桃肉250g

收膏,早晚饭前各服一勺,温开水冲服。若遇感冒、发热、腹泻等急症,则停服。

按语:患者脾虚失运,故中脘不适,大便不畅;化生精微不足,心神失养,心脾两虚,故夜寐欠安,水湿不化;津液不能上承,故口干;湿蕴化热,故口苦。苔薄黄腻、脉细符合心脾两虚、水湿内蕴之象。方以柏子养心汤合参苓白术散为底方,健脾除湿,运化水谷,养心安神,佐以巴戟肉、肉苁蓉、枸杞子、续断温肾以暖脾土,夜交藤、龙眼肉、灯心草、胡桃肉交通心肾,安神助眠,再以绿梅花疏肝防克脾土,"见脾治肝",瓦楞子护胃,阿胶、龟甲胶、鹿角胶等血肉有情之品补肾填精。全方补而不腻,不偏不倚。

【医案九】

患者,陆某,男,42岁。

病史:中脘不适,面色萎黄,大便尚畅,痔疮,易出血,脉细,舌质淡红,苔薄白。

诊断:胃溃疡出血、痔疮。

病机:脾胃气虚。

治法:健脾益气和胃。

方药:

炒党参250g	桔梗120g	佛手60g	黄芪200g
白芍250g	升麻90g	山药250g	炙甘草60g
木香60	茯苓200g	绿梅花60g	枸杞子250g
炒白术200g	莲子肉250g	桑椹200g	白及150g
砂仁60g	元胡150g	炒扁豆200g	炒薏苡仁200g
香附120g	无花果200g		

辅料:

灵芝孢子粉30g 炒核桃150g 蜂蜜250g 枣泥250g
炒芝麻150g

收膏,早晚饭前各服一勺,温开水冲服。若遇感冒、发热、腹泻等急症,则停服。

按语:患者平素饮食不节,饥饱无常,损伤脾胃,脾胃运化不足,气血亏虚,故中脘不适,面色萎黄。脾虚气不摄血,故易胃出血、痔疮出血。苔薄、脉细为气血亏虚之象。治宜健脾和胃,益气摄血。方中以参苓白术散加减健脾助运,和胃化湿,以佛手、香附、木香、绿梅花、元胡疏肝行气防肝木伐土,白及、无花果收敛止血,黄芪加党参、白术补气摄血。益以灵芝孢子粉,补益五脏。

【医案十】

患者,蒋某某,男,47岁。

病史:偶中脘隐痛,腰酸,四肢不温,纳便尚可,夜寐尚安,脉细,舌胖,边有齿痕,苔薄。

诊断:胆囊息肉。

治法:益气疏肝,健脾温肾。

方药:

太子参200g	黄芪200g	柴胡120g	炒枳壳60g
郁金150g	佛手60g	砂仁60g	茯苓200g
莲子肉250g	锁阳200g	潼蒺藜200g	巴戟肉250g
肉苁蓉200g	炒续断200g	菟丝子200g	炒狗脊200g
生晒参60g	山药250g	桑椹200g	灵芝孢子粉30g
覆盆子200g	制首乌200g	枸杞子250g	山萸萸120g

辅料:

阿胶250g	鹿角胶200g	龟甲胶200g	炒芝麻250g
炒核桃250g	冰糖250g	黄酒500ml	

收膏,早晚饭前各服一勺,温开水冲服。若遇感冒、发热、腹泻等急症,则停服。

按语:胆囊息肉归属于中医"胆胀""胁痛""癥积"等范畴,病位在胆,涉及肝脾,其临床表现为胁肋胀痛、胁下满闷、厌油纳呆等,临床治疗多以对症治疗或手术治疗为主。但胆囊切除术后又可引起胆道生理功能紊乱和胆道流体力学改变,出现脂肪泻、腹胀等消化不良及胃脘不适、泛酸、口苦等胆汁反流性胃炎、食管炎。《症因脉治》[9]云:"肝胆主木,最喜条达,不得疏泄,胆胀乃成。"胆胀的病机为肝胆疏泄失职所致。此例患者中脘隐痛,腰酸,四肢不温,除肝胆失于疏泻之外,尚有脾肾阳虚之候,故治以益气疏肝、健脾温肾;肝失疏泻,脾肾阳虚,最易生湿,故健脾化湿不可或缺;冬令进补不离人身三宝——精、气、神,故还需补肾填精、益气养心安神。方中以太子参、黄芪益气;柴胡、炒枳壳、郁金、佛手疏肝行气,两两相伍,一升一降,既具舒畅气机之功,且有升清降浊之效;砂仁芳香行气化湿,茯苓健脾利湿安神,莲子肉健脾养心安神;锁阳、巴戟肉、肉苁蓉、菟丝子温补脾肾,潼蒺藜、炒续断、炒狗脊补肝肾、强筋骨；生晒参大补元气，灵芝孢子粉健脾安神；山药、桑椹、覆盆子、制首乌、枸杞子、山茱萸滋补肝肾；阿胶、鹿角胶、龟甲胶血肉有情之品补肾填精、滋阴养血；炒芝麻、炒核桃既有滋补肾阴之功，又能浓缩粘滞，乃制切片膏必不可少之辅料；再加冰糖矫味，黄酒去腥。诸药相合，膏方乃成。

此例乃肝胆失于疏泄、脾肾阳虚之证，故治疗上应标本同治，在疏肝的同时亦要重视益气健脾温肾、补肾填精，以达标本兼治之效。

（刘智勇，陈启兰）

8.6　内分泌代谢性疾病

临床上，各种内分泌代谢性疾病日益增多，西医治疗常不能完全缓解。现记录几则祝师对内分泌代谢性疾病的膏方医案，供同行借鉴及参考。

8.6.1　滋肾平肝法治疗痛风关节活动不利膏方医案

【医案一】

患者，张某，男，50岁。

病史：高尿酸血症，关节疼痛、屈伸不利，行走偶有不适，伴头昏眩晕、眼目干涩，大便易溏，精神尚振，夜寐尚安，脉弦细，舌苔淡薄。

病机：肝肾不足，脾失健运，诸脏失养。

治法：滋肾平肝，健脾养阴，通利关节。

方药：天麻钩藤饮合参苓白术散加减。

处方：

天麻200g	白芍200g	钩藤200g	枸杞子250g
石决明250g	山药250g	茯苓200g	山茱萸120g
桑寄生150g	杜仲200g	泽泻200g	制首乌200g

炒党参200g　　炒白术200g　　炒薏苡仁200g　　莲子肉250g

珍珠母200g　　石斛200g　　　太子参200g　　　土茯苓150g

萆薢150g　　　木香60g　　　　砂仁60g　　　　　络石藤250g

辅料：

灵芝孢子粉30g　阿胶250g　　龟甲胶200g　　黑芝麻250g

胡桃仁250g　　　黄酒500ml　木糖醇250g

收膏，早晚饭前各服一勺，温开水冲服。若遇感冒、发热、腹泻等急症，则停服。

按语：中医认为，痛风的主要病因病机为湿热阻滞经络，气血运行不畅，以致关节、肌肉疼痛、麻木、重着、屈伸不利而形成痹证，多为热痹，经络蓄热，故见关节红肿、灼热，痛不可近，病久必伤阴，累及先后天之运行，化生诸症，日久可至肝肾不足，脾失健运。治疗上止痛为治标之法，扶正为治病之本。该例以平肝滋肾健脾为大法，气血化生有源，正气恢复于内，佐以土茯苓、萆薢降尿酸，络石藤通利关节，扶正祛邪，通络止痛。

8.6.2　温肾疏肝法治疗甲状腺功能减退症膏方医案

【医案二】

患者，何某，女，43岁。

病史：甲状腺癌术后甲状腺功能减退症，长期服用左甲状腺素钠片治疗。现情志易怒，心悸胸闷，四肢不温，口干喜饮，夜寐尚安，脉细，舌质红，苔薄白，血糖水平偏高。

病机：肾气不足，肾阴亏虚，肝失疏泄，脾失健运。

治法：滋肾疏肝，温阳化气。

方药：四逆散合二仙汤、三才汤加减。

处方：

柴胡120g　　　白芍200g　　炒枳壳60g　　炙甘草60g

郁金150g　　　小麦200g　　石斛200g　　山药200g

当归200g	仙茅120g	仙灵脾120g	肉苁蓉200g
巴戟肉200g	知母90g	天花粉200g	莲子肉250g
炒酸枣仁120g	灯心草60g	天冬200g	麦冬200g
太子参200g	玉竹150g	佛手60g	生地黄200g

辅料：

灵芝孢子粉20g	阿胶250g	龟甲胶200g	黑芝麻250g
胡桃肉250g	黄酒250ml	木糖醇250g	

收膏，早晚饭前各服一勺，温开水冲服。若遇感冒、发热、腹泻等急症，则停服。

按语：甲状腺功能减退症属中医"虚劳"或"虚损"范畴。禀赋不足，后天失调，体质薄弱或病久失治，积劳内伤等因素均可导致脏腑功能减退，气血生化不足。其主要病机乃是正虚，涉及肾、脾、心三脏，并有痰浊内生之表现。

正虚有三，一为肾虚：肾为先天之本，甲状腺功能减退症有始于胎儿期者，可见与肾虚关系密切。且其临床主症为元气匮乏，气血不足之神疲乏力、畏寒怯冷等，乃是一派虚寒之象，尚可见记忆力减退、毛发脱落等，也是肾阳虚的表现。但甲状腺功能减退症所呈现的虚寒征象乃是源于甲状腺激素的分泌不足，故该病实系肾之阴精不足，由"阴损及阳"，呈现"无阴则阳无以生"的病理表现，肾阴虚乃是甲状腺功能减退症的内在之病理因素。二为脾虚：脾为后天之本，脾虚摄食量少，饮食不周，摄碘减少，后天给养来源匮乏，更有损于机体功能发挥。且因肾虚，脾阳亦衰，脾虚与肾虚形成恶性循环。三为心虚：甲状腺功能减退症患者以心动过缓、脉沉迟缓为主要见症，此乃心阳不振之临床表现，乃由"肾命不能蒸运，心阳鼓动无能"所致，心肾阳虚而进一步加重临床阳虚之见症。

甲状腺功能减退症之邪实则为痰浊内生。甲状腺功能减退症患者临床上以阳虚为主要表现，但在病情严重时可出现黏液性水肿，是为痰浊之病理。此痰浊仍源于脾肾阳虚不能运化水湿，聚而成痰。甲状腺功能减退症患者部分可呈现甲状腺肿大,"乃五脏瘀血、浊气、痰滞而成"。

该患者实已到阳气渐亏之时,病久必见痰阻之症,需当健运中土,以绝后患。治疗当以阴阳双补、舒畅气机、益气健脾为法,方用二仙汤温补肾阳,四逆散理气疏肝,太子参、山药、佛手、莲子肉健运脾胃。诸方加减合用,膏方缓图取效。

8.6.3 金水互生法治疗脂肪肝变症膏方医案

【医案三】

患者,陈某,男,60岁。

病史:脂肪肝十余年,体型肥胖,活动后乏力,咽干不适,干咳无痰,鼻塞流涕,头昏寐差,记忆力减退,脉细滑,苔薄白,少津。

病机:肺气失清。

治法:清肺利咽,佐滋阴补肾。

方药:沙参麦冬汤化裁。

处方:

南沙参200g	北沙参200g	麦冬200g	桑白皮120g
干芦根150g	桔梗150g	百部200g	西青果120g
石斛200g	白芷120g	藁本120g	枸杞子250g
生地黄120g	夜交藤200g	炒酸枣仁120g	莲子肉250g
紫菀120g	款冬花120g	灯心草60g	西洋参60g
柏子仁120g	玄参120g		

辅料:

灵芝孢子粉30g	阿胶250g	龟甲胶200g	黑芝麻250g
黄酒250ml	冰糖250g		

收膏,早晚饭前各服一勺,温开水冲服。若遇感冒、发热、腹泻等急症,则停服。

按语:脂肪肝是一种肝组织中脂肪积蓄过多所致的肝脏疾病。随着生活水平的不断提高以及人们不健康生活饮食习惯的盛行,脂肪肝的发病率正逐年上升。中医认为,脂肪肝属于中医"积证"范畴。正如《内经》[1]所云"肝之积,曰肥气",故也称之为肥气病,系指体内肥脂之气过多蓄积于肝脏,认为是由于过食油腻肥甘饮食,食而不运,脂膏留积于肝,从而导致肝脏功能失调、疏泄不利的一系列病症。该病病位在肝,以脾虚、肾虚为本,以气郁、食滞、痰、瘀、湿、热、寒为标,临床可呈本虚标实,虚实兼夹,寒热错杂。该病肝积日久,痰湿瘀血内阻,子病则子盗母气,肾精亏虚,记忆力衰减,金水不能相生,则肺阴亦亏,肺失清肃而不能布津,则上焦失润而干,气血津液同源,阴津不足日久必有耗气之虞,故治以金水相生,使肺复清肃之功,兼以养血安神,待气血津液恢复之时,可行化痰祛瘀之效。

8.6.4 暖脾养阴法治疗糖尿病诸症膏方医案

【医案四】

患者,忻某,男,53岁。

病史:糖尿病,夜寐欠安,纳谷尚馨,大便溏烂,血糖水平略高,脉弦细,舌红,苔薄白。

病机:肾气不足,脾胃气虚,心神失养。

治则:暖脾益气,滋养肝肾,养心安神。

方药:归脾汤合右归丸化裁。

处方:

炒党参200g	山药250	黄芪200g	茯苓200g
炒白术200g	天花粉250g	炒薏苡仁200g	莲子肉250g
白芍200g	砂仁60g	木香60g	玉米须150g
太子参200g	灯心草60g	远志90g	合欢皮120g
淮小麦200g	石斛200g	炒扁豆200g	麦冬200g
佛手60g	郁金200g		

辅料：

灵芝孢子粉 30g　　阿胶 250g　　龟甲胶 200g　　黑芝麻 250g

胡桃仁 250g　　　黄酒 500ml　木糖醇 250g

收膏，早晚饭前各服一勺，温开水冲服。若遇感冒、发热、腹泻等急症，则停服。

按语： 由于禀赋不足，五脏虚弱；精神刺激，情志失调；过食肥甘，形体肥胖等诸多因素，消渴病变早期，其基本病机为阴津亏耗，燥热偏盛，阴虚为本，燥热为标。燥热愈甚而阴津愈虚，阴津愈虚则燥热愈盛，两者相互影响，互为因果。消渴病的病变部位虽与五脏有关，但主要在肺、脾（胃）、肾三脏。病程迁延，气阴两伤，脉络瘀阻。若消渴病早期得不到及时、恰当的治疗，则病程迁延，燥热伤阴耗气而致气阴两虚，同时脏腑功能失调，津液代谢障碍，气血运行受阻，痰浊瘀血内生，全身脉络瘀阻，相应的脏腑器官失去气血的濡养而发生诸多并发症。消渴病之本在于阴虚，若病程迁延日久，阴损及阳，或因治疗失当，过用苦寒伤阳之品，终致病变后期阴阳俱虚。该患者病程日久，肾阴不足，病久伤及脾阳之气，脾阳不振，运化无功，君主之官无以滋养，神无所居，故以归脾汤健脾益气，合用香砂六君子之主药木香、砂仁温运脾阳，左归丸加减滋补肾阴，安神定志丸合甘麦大枣汤化裁养心安神，共同调理脾肾，以滋养阴安神之效。

8.6.5　滋补肝肾法治疗甲亢膏方医案

【医案五】

患者，毛某，男，44 岁。

病史： 口干喜饮，偶心悸胸闷，夜寐欠安，自诉记忆力减退，夜间汗出较多，脉细数，舌红，苔薄。

诊断： 甲亢、焦虑状态。

病机： 肝肾阴虚。

治法：益气滋阴补肾，宁心安神，敛汗。

方药：

生地黄200g	天冬200g	麦冬200g	玄参150g
石斛200g	太子参200g	五味子90g	枸杞子250g
桑椹200g	制首乌200g	淮小麦200g	煅牡蛎250g
糯稻根200g	扁豆衣120g	莲子肉250g	黄连50g
蒲公英150g	黄芪120g	炒白术120g	灯心草60g
山药250g	茯苓200g	西洋参60g	灵芝孢子粉30g

辅料：

阿胶250g	龟甲胶200g	鳖甲200g	黑芝麻250g
胡桃肉250g	黄酒250ml	冰糖250g	

收膏，早晚饭前各服一勺，温开水冲服。若遇感冒、发热、腹泻等急症，则停服。

按语：患者长期焦虑，耗气伤阴，又兼先天肝肾不足，后天失养，脏腑失濡，以致肝肾阴虚、内热渐生，故发为消渴，口干喜饮，心烦不寐，夜间盗汗，舌红，苔薄，脉细数，均为阴虚内热之象。以益气补肾、滋阴清热为法治之。方以太子参、西洋参、生地黄、天冬、麦冬、玄参、石斛益气养阴清热，乃生脉散加味，枸杞子、桑椹、制首乌补益肝肾，淮小麦、灯心草清心除烦安神，煅牡蛎、糯稻根、扁豆衣敛汗，黄芪、山药、茯苓、莲子肉、炒白术健脾和胃，茯苓、莲子肉、灵芝孢子粉健脾安神，佐以黄连、蒲公英清热解毒燥湿。阿胶、龟甲胶、鳖甲血肉有情之品补肾填精、滋阴养血，鳖甲除能滋阴补肾之外尚能软坚散结。患者肝肾阴虚，阴虚易生内热，故不用温补之鹿角胶。炒芝麻、炒核桃既有滋补肾阴之功，又能浓缩粘滞，乃制切片膏必不可少之辅料；再加冰糖矫味，黄酒去腥。诸药相合，全方共奏益气养阴补肾、宁心安神、敛汗之功。

8.6.6　结　语

现代医学发展日新月异,各种疾病命名、种类繁多,且不断增加;然传统医学之顽强生命力,在于其确切的临床疗效,可与现代医学互补。若治病救人拘泥于一方一症、一方一病,则必趋于没落。治病必求于本,追本必溯于源,谨守病机,随症加减,不可人云亦云,不失对疾病中医辨证的判断力,方有望成为上工。

(徐国胜,刘智勇)

8.7　术后调护

五脏六腑均为血肉之躯,难免外受邪气所侵,内受饮食所伤,又有五劳七伤之损,部分疾患之苦手术可治愈或缓解,然术后部分患者仍存不适之症,转而求诸传统医学。现拾几则膏方医案,以飨读者。

8.7.1　脾胃虚弱

【医案一】

患者,沈某,男,60岁。

病史: 胃癌术后2年余,经皮冠脉介入术术后9年。现中脘作胀,口苦,干呕,大便溏烂,心悸胸闷,夜寐尚安,形体消瘦,脉细,舌质红,苔薄白。

诊断: 胃癌术后。

病机: 脾胃虚弱,生化无功,心失所养。

治法: 理气健脾,暖胃安中,养心安神。

方药: 香砂六君子汤合归脾汤加减。

处方:

厚朴90g　　炙甘草60g　　枸杞子250g　　炒枳壳60g

黄芪 200g	石斛 200g	炒白术 150g	莲子肉 250g
太子参 200g	茯苓 200g	木香 60g	陈皮 60g
砂仁 60g	紫苏梗 200g	大枣 60g	炒薏苡仁 200g
炒党参 200g	郁金 200g	天花粉 250g	白芍 200g
香附 90g	灯心草 60g		

辅料：

蜂蜜 250g　枣泥 250g　灵芝孢子粉 30g　炒芝麻 250g

炒核桃 250g

收膏，早晚饭前各服一勺，温开水冲服。若遇感冒、发热、腹泻等急症，则停服。

按语：此为典型素膏。胃癌术后患者大多运化失健，中土失运，久病先伤脾阳，再伤肾阳，后发为脾肾阳虚之证。脾胃运化失健，化生诸症，胃失和降，发为干呕，运化无功，发为腹胀，统摄无功，则便溏；肝者将军之官，无以滋养，则欲趁势克脾土，挟胆汁上溢，发为口苦；心神失养，则夜寐不安。香砂六君子汤温脾胃之阳气而理气，归脾汤健脾胃而安神。此类疾患易发上盛下虚之候，故加灯心草清心安神；久病伤肾，佐以枸杞子、核桃肉温运肾阳，缓补肾气，与灯心草合用，也取上下交泰之意。交泰者，非独以黄连、肉桂相配，清心而温肾，均合交泰之意，临证用药，不可拘泥，此不可不知也。胶类易滞而腹胀，为益于脾胃消化吸收，故弃胶而用枣泥，缓补后天之本。

8.7.2　脾肾阳虚

【医案二】

患者，杨某，女，50岁。

病史：甲状腺癌术后，其症为夜寐欠安，冬季肢冷，精神尚可，无明显心悸胸闷，纳便正常，脉细沉，舌胖，苔薄白。

诊断：甲状腺癌术后。

病机：脾肾气虚。

治法：益气健脾，滋肾，宁心安神。

方药：二仙汤合五子衍宗丸加减。

处方：

太子参200g	生晒参90g	炙黄芪200g	山药250g
茯苓200g	仙茅120g	仙灵脾120g	当归150g
肉苁蓉200g	巴戟肉150g	炒酸枣仁120g	柏子仁120g
灯心草60g	夜交藤200g	枸杞子250g	桑椹200g
炒白术120g	莲子肉250g	菟丝子150g	覆盆子150g
砂仁60g	淮牛膝200g	制首乌200g	佛手60g

辅料：

灵芝孢子粉20g	阿胶250g	龟甲胶200g	鹿角胶200g
黑芝麻250g	胡桃肉250g	黄酒250ml	冰糖250g

收膏，早晚饭前各服一勺，温开水冲服。若遇感冒、发热、腹泻等急症，则停服。

按语：甲状腺癌术后患者常规补充甲状腺激素，也大多精神倦怠，神疲乏力，畏寒而肢冷。该病发为夜寐欠安，肢冷畏寒，冬日尤甚，舌胖而脉细沉，实为脾肾阳虚、气血濡养无功、心神失养之故，故有不寐责于虚之说。大多医者治不寐用龙骨、牡蛎、石决明等，期以镇静求效。此类药物多针对心肝阳亢之证，也符"有是症用是药"之说。

临证用药的最佳境界为方证相应，阳气亏者，犹如冬日寒土，以求草木葱葱，无疑痴人说梦。冬日肢体尤冷，何故？肾阳不足，不能抗外界之寒。故经云："阳气者，若天与日，失其所，则折寿而不彰。"《景岳全书》[4]亦云："天之大宝，只此一丸红日，人之大宝，只此一息真阳。"均为此意。乱世用重典，急症用猛药，沉疴之疾，当徐徐图之。胡桃二仙及五子衍宗，均为缓补肾气之剂。何为衍宗，传宗接代也。繁衍生息均赖肾气，合用补中益气汤化裁，温运脾肾阳气，佐以灯心草、夜交藤养血宁心安神。如以重镇之剂，欲求安神之功，其效未必。

8.7.3　气阴不足

【医案三】

患者,郑某,女,63岁。

病史: 胆囊切除术后5年,口干喜饮,神疲乏力,大便欠畅,腰部酸痛(脊柱侧弯),偶头痛,夜寐欠安,脉细,舌质红,苔薄白。

诊断: 胆囊切除术后。

病机: 气阴不足。

治法: 益气养阴,滋肾强筋。

方药: 生脉饮合三才汤加减。

处方:

生晒参90g	黄芪200g	天冬200g	麦冬200g
五味子90g	天花粉250g	石斛250g	玄参200g
枸杞子250g	桑椹250g	莲子肉250g	玉竹200g
杜仲200g	桑寄生200g	淮牛膝200g	天麻200g
炒续断200g	狗脊200g	巴戟肉200g	太子参200g
绿梅花60g	炒枳壳60g	火麻仁120g	生地黄200g

辅料:

灵芝孢子粉20g	阿胶250g	龟甲胶200g	鹿角胶200g
胡桃肉250g	黑芝麻250g	冰糖250g	黄酒500ml

收膏,早晚饭前各服一勺,温开水冲服。若遇感冒、发热、腹泻等急症,则停服。

按语:《景岳全书·传忠录》[4]云:"阴虚者,水亏也,为亡血失血,为戴阳,为骨蒸劳热,心气虚则神有不明,肺气虚则治节不行,脾气虚则食饮不能健,肝气虚则魂怯而不平,肾气虚则阳道衰而精少志屈,胃气虚则仓廪匮而并及诸经,三焦虚则上中下俱失其职,命门虚则精气神总属无根。"以此而辨,患者津血不足,诸脏腑失润,病久耗及肾阴,阴不潜阳,肝阳有上亢之势。君观冬日凌晨之湖,雾气缭绕,何故?湖面有寒而大地尚有余温,温蒸水湿而化为水气也,此为少火生气。故阴津化气,需阳气温煦,以此而言,患者治疗以滋阴为主,兼以补气,辅以平肝,佐以温肾,从阳化阴,于阳中求阴,以达阴平阳密之功。

8.7.4 肝郁克脾

【医案四】

患者,朱某,女,71岁。

病史:胆囊切除术后,疲劳综合征,偶右胁背部胀痛,纳便正常,头昏,夜寐欠安,面色㿠白,神疲乏力,脉细,舌淡红,苔薄。

诊断:胆囊切除术后、疲劳综合征。

病机:肝脾不调,气血亏虚,心失所养。

治法:健脾疏肝,益气养血安神。

方药:黑逍遥散合归脾汤加减。

处方:

生晒参90g	黄芪200g	山药200g	茯苓200g
炒白术200g	太子参200g	当归200g	枸杞子200g
桑椹200g	制首乌200g	杜仲200g	玉竹200g
石斛200g	莲子肉250g	郁金200g	柴胡100g
白芍200g	炒枳壳60g	佛手60g	大枣60g
龙眼肉200g	灯心草60g	夜交藤200g	炒酸枣仁120g

辅料:

阿胶250g	龟甲胶200g	鹿角胶200g	黑芝麻250g
胡桃肉250g	黄酒250ml	冰糖250g	

收膏,早晚饭前各服一勺,温开水冲服。若遇感冒、发热、腹泻等急症,则停服。

按语:脾胃中土运化无常,气血化生无源,失其供给之功,濡养无力,发为面色无华,头晕神疲,肝失所养,以致肝气不舒,失其条达之功,而发为胁部胀痛,病久必有肝火犯胃之虞。治疗首当健其脾胃,充养水谷之海,仓廪实则无饥荒之灾。肝者如彪悍之将,有将军之官美誉,宜柔宜舒,甚者当直泻其火,以挫其势。祝师治疗慢性疾病多加滋肝肾、健脾胃之品。国医大师何任有"不断扶正,适时驱邪,随症治之"之原则[10],实有异曲同工之妙。

(徐国胜)

参考文献

[1] 钱超尘.黄帝内经:素问.北京:人民卫生出版社,1998.

[2] 刘衡如.灵枢经.北京:人民卫生出版社,2000.

[3] 中华中医药学会.亚健康中医临床指南.北京:中国中医药出版社,2009.

[4] 张景岳.景岳全书.太原:山西科学技术出版社,2006.

[5] 傅山.傅青主女科.北京:人民卫生出版社,2007.

[6] 上海中医学院中医基础理论教研组.中医方剂临床手册.上海:上海人民出版社,1973.

[7] 张璐.本经逢原.北京:中医古籍出版社,2018.

[8] 张元素.医学启源.北京:中国中医药出版社,2007.

[9] 秦景明.症因脉治.北京:人民卫生出版社,2005.

[10] 陈芳,范晓良,李靓.国医大师何任扶正祛邪法治疗肿瘤学术思想探讨,2015,30(8):2756-2758.

9 杂 病

9.1 颈椎病

【医案一】

患者,周某,女,42岁。

病史:手足麻木,腰痛,偶头昏眩晕,大便欠畅,纳谷尚馨,夜寐尚可,脉细,苔薄白。

诊断:颈椎病、腰椎病、慢性胆囊炎。

病机:肝肾不足。

治法:补益肝肾,益气养血。

方药:

枸杞子200g	山茱萸120g	山药200g	茯苓200g
杜仲200g	制首乌150g	肉苁蓉200g	巴戟肉200g
当归150g	白芍200g	络石藤200g	淮牛膝200g
仙茅150g	仙灵脾150g	生地黄200g	熟地黄200g
炙黄芪200g	郁金200g	莲子肉250g	砂仁60g
紫苏梗200g	桑椹200g	炒白术150g	炒枳壳60g

辅料:

阿胶250g　炒芝麻250g　冰糖250g　黄酒500ml

炒核桃250g

189

【医案二】

患者,楼某,女,53岁。

病史:颈项强直,便溏,纳谷欠佳,口苦见干,头昏颈项拘急,大便溏烂,记忆力减退,脉细弦,苔薄、黄、腻。

诊断:颈椎病、慢性结肠炎。

病机:脾胃失调,肝阳上亢,心神失养。

治法:健脾化湿,平肝宁心安神。

方药:

炒党参250g	茯苓250g	山药250g	炒白术250g
炒酸枣仁250g	莲子肉250g	天麻250g	钩藤200g
石决明250g	白芍200g	陈皮90g	砂仁60g
木香60g	枸杞子250g	珍珠母250g	淮牛膝250g
扁豆250g	夜交藤250g	柏子仁150g	石菖蒲200g
制半夏150g	灵芝孢子粉30g	太子参200g	郁金200g
灯心草60g	潼蒺藜200g	绿梅花60g	牡蛎250g
葛根250g			

辅料:

阿胶250g	龟甲胶200g	胡桃肉250g	黑芝麻250g
冰糖250g	黄酒500ml		

收膏,早晚饭前各服一勺,温开水冲服。若遇感冒、发热、腹泻等急症,则停服。

按语:古代医籍中虽没有"颈椎病"的病名记载,但有关论述却在"痹证""眩晕"等证的描述中有记载。其病因病机多为肝肾不足、气血亏损,再感风寒湿邪或外伤、劳损等,致气血失和,瘀血痰湿痹阻经络。中医理论认为,肝主筋,脾主肌肉,肾主骨,故该病的发生、发展与肝、脾、肾这三个脏腑功能失调有着密切的关系。肝主筋,肝藏血,肝血充盈,血荣筋,筋得以濡养则筋柔。脾主运化,为气血生化之源,气血充则筋骨强健。肾藏精,生髓,髓充骨,骨的生长发育依赖肾中精气,肾受五脏六腑之精气而充养于骨则骨健。故在颈椎病的治疗中调治肝、脾、肾非常重要,祝师临证多用六味地黄汤、香砂六君子汤、二仙汤等加减。此外,损伤或跌扑外伤,肌肤皮肉外伤,瘀滞阻络,或慢性筋骨损伤痹痛阻络,气血失畅,脏腑不和,故需理气活血、通经活络。同时常因疼痛,心烦意乱,思绪紊乱,耗神不振,思伤及脾,而致心脾两虚,则宜健脾养心。再酌情加以益气养血、通络平肝之品,标本兼治,方收全功。

9.2　过敏性皮炎

【医案】

患者,姚某,女,45岁。

病史:皮肤过敏,伴皮疹瘙痒,遇热尤甚,口干喜饮,纳便正常,月经无殊,脉细滑,舌红,苔薄。

诊断:过敏性皮炎。

病机:湿热蕴表,肝肾阴虚。

治法:清热祛风凉血,佐养阴滋肾。

方药:

金银花120g	大青叶120g	紫花地丁120g	赤芍150g
牡丹皮60g	玄参150g	生地黄200g	麦冬200g
桑椹200g	制首乌200g	地肤子150g	白鲜皮150g
石斛200g	莲子肉250g	薏苡仁200g	茯苓200g
天花粉250g	玉竹250g	山药250g	防风60g

辅料:

| 炒芝麻125g | 炒核桃125g | 蜂蜜250g | 枣泥250g |
| 西洋参50g | | | |

收膏,早晚饭前各服一勺,温开水冲服。若遇感冒、发热、腹泻等急症,

则停服。

  按语: 患者外感湿热之邪, 蕴郁肌肤, 熏蒸为患, 故皮肤过敏, 伴皮疹瘙痒。日久迁延不愈, 灼伤阴液, 致肝肾阴虚, 阴虚内热, 故见遇热尤甚, 口干喜饮, 舌红, 苔薄, 脉细滑。故全方治宜清热祛风凉血, 佐养阴滋肾。方中予金银花、大青叶、紫花地丁清热解毒, 防风、白鲜皮、地肤子祛风清热燥湿止痒, 玄参、生地、麦冬增液汤滋阴润燥, 赤芍、牡丹皮清热凉血, 天花粉清热生津, 桑椹、制首乌、石斛、玉竹养阴滋肾, 佐以莲子肉、薏苡仁、茯苓、山药益气健脾燥湿。全方配伍, 阴液可复, 湿热可解。

9.3　偏头痛

【医案】

患者, 刘某, 女, 48岁。

病史: 头晕头痛, 头痛以前额及两侧为多, 夜寐多梦, 神疲乏力, 中脘隐痛, 腰酸膝软, 大便尚畅, 脉细弦, 苔薄。

诊断: 偏头痛、胃炎、腰椎病。

病机: 肝肾不足, 心脾两虚。

治法: 补益肝肾, 养心安神, 佐理气健脾。

方药:

生地黄200g	枸杞子200g	山药200g	茯苓200g
天麻200g	葛根200g	白芷150g	川芎120g
炒酸枣仁150g	柏子仁150g	炒续断200g	狗脊200g
淮牛膝200g	夜交藤200g	龙齿250g	莲子肉250g
灯心草60g	合欢皮150g	天冬200g	麦冬200g
五味子90g	制首乌200g	砂仁60g	厚朴60g
佛手60g	大枣60g		

辅料:

阿胶250g　炒芝麻250g　龟甲胶200g　冰糖250g

黄酒500ml　炒核桃250g

收膏,早晚饭前各服一勺,温开水冲服。若遇感冒、发热、腹泻等急症,则停服。

按语:脑为髓海,依赖于肝肾所藏之精血和脾胃生化之气血充养,故头痛头晕多与肝、脾、肾三脏的功能失调相关。此例患者以"头晕头痛"为主证,伴夜寐多梦,神疲乏力,中脘隐痛,腰酸膝软,主因肾精亏虚,肝阳上扰清窍,伴脾虚化源不足,气血滞涩,清阳不升,头窍失养,故见头晕头痛;阴血亏虚,不能上奉于心,以致心神不安。故方中生地黄、枸杞子、龟甲胶以滋补肝肾之阴,川断、狗脊、淮牛膝、制首乌以补肝肾、强筋骨,天麻平肝柔肝潜阳。患者头痛以前额及两侧为多,前额属阳明,两侧属少阳,又前人有"头痛不离川芎"之说,故方中川芎加葛根、白芷,属引经药,以改善少阳、阳明头痛。再予山药、茯苓、砂仁、厚朴、莲子肉、佛手、大枣以健脾和胃,夜交藤、龙齿、酸枣仁、柏子仁、灯心草、合欢皮养心安神,加天冬、麦冬、五味子既能补益心肾,又能宁心安神。全方共奏补益肝肾、养心安神,佐理气健脾之功。

9.4 贫 血

【医案一】

患者,钱某,女,40岁。

病史:头昏眩晕,神疲乏力,口干喜饮,纳便尚可,斑秃,脉细弦,舌红,苔薄。

诊断:轻度贫血。

病机:气血亏虚,肾精不足。

治法:益气养血滋肾。

方药：

太子参250g　　黄芪250g　　当归200g　　白芍250g

熟地黄200g　　川芎90g　　石斛200g　　天冬200g

麦冬200g　　枸杞子250g　　制首乌200g　　莲子肉250g

山药250g　　茯苓250g　　炒白术200g　　炙甘草60g

天麻150g　　桑椹250g　　生晒参60g　　绿梅花60g

黄精150g　　益智仁120g　　炒薏苡仁150g

辅料：

蜂蜜250g　　桂圆肉250g　　枣泥250g

收膏，早晚饭前各服一勺，温开水冲服。若遇感冒、发热、腹泻等急症，则停服。

【医案二】

患者，姚某，男，43岁。

病史：面色不华，神疲乏力，纳谷尚馨，偶中脘不适，大便易溏，口干喜饮，脉细，舌红，苔薄。

诊断：贫血、胃溃疡术后（10多年前）。

病机：脾胃不和，肾精不充。

治法：健脾益气和胃，佐滋肾。

方药：

炒党参250g　　黄芪200g　　太子参200g　　山药250g

茯苓200g　　炒白术120g　　木香60g　　砂仁60g

白及200g　　炒薏苡仁200g　　莲子肉250g　　桔梗120g

石斛200g　　麦冬200g　　桑椹200g　　绿梅花60g

厚朴60g　　炒扁豆150g　　炙甘草60g　　肉苁蓉150g

巴戟肉150g　　大枣60g　　灵芝孢子粉[调入]30g

辅料：

阿胶250g　黄酒500ml　炒芝麻250g　龟甲胶200g

冰糖250g　炒核桃250g　桂圆250g

收膏，早晚饭前各服一勺，温开水冲服。若遇感冒、发热、腹泻等急症，则停服。

【医案三】

患者，徐某，女，38岁。

病史：头昏乏力，四肢不温，腰酸，口干喜饮，面色不华，月经挟血块，气血亏虚，脉细，舌红，苔薄。

诊断：轻度贫血。

治法：益气养血滋肾。

方药：

生晒参90g　　太子参200g　黄芪200g　　山药250g

茯苓200g　　炒白术120g　当归200g　　赤芍120g

白芍200g　　玉竹200g　　黄精200g　　石斛200g

仙灵脾120g　肉苁蓉200g　麦冬200g　　桑椹200g

天花粉200g　杜仲200g　　莲子肉250g　火麻仁90g

炒枳壳60g　桑寄生200g　砂仁60g　　桂圆肉250g

辅料：

阿胶250g　黄酒500ml　炒芝麻250g　龟甲胶200g

冰糖250g　炒核桃250g　鹿角胶200g　灵芝孢子粉^{调入}30g

收膏，早晚饭前各服一勺，温开水冲服。若遇感冒、发热、腹泻等急症，则停服。

按语：贫血，中医认为其属"虚劳""血虚"范畴。其病因不外乎先天禀赋不足和后天劳倦内伤，致使精气耗损、气血不足。肾藏精，主骨生髓，为先天之本，肾虚则精少髓空，血海空虚；脾主运化，化气生血，为后天之本，脾虚则化生无权,气血两虚。因此,贫血的发病机制总属脾肾亏虚,尤其肾虚更为重要。其中阴虚为本,是物质基础,因为阴精是气血化生的基础和源泉,阴虚精亏则气血化生乏源;阳虚为标,是动能消减,因为阳气是气血化生的动力,阳虚则鼓动无力。

《素问·六节藏象论》[1]曰:"肾者主蛰,封藏之本,精之处也。"肾为水火之宅,寓真阴而含真阳,五脏六腑之阴,非肾阴不能滋养;五脏六腑之阳,非肾阳不能温煦,故治疗贫血应以补肾为中心,从病程来看,初期应滋阴为主,兼以补阳,中后期则阴阳同补,方多用金匮肾气丸和当归补血汤、左归饮、右归饮加减。

脾主运化,胃主受纳,机体需依赖脾胃的运化才能把饮食水谷转化为营养人体四肢百骸的精微物质,同时也要依赖脾气的转输,将这些精微营养输送至各脏腑器官,使其发挥正常的生理功能。因此,脾胃之气的顾护在贫血的治疗中有着至关重要的作用,且脾胃健运则气血生化源源不绝,精气得以充养五脏六腑,更有利于药物的吸收及输布。临床常以四君子汤、参苓白术散为基础来调节脾胃。培土之剂,祝师喜用黄芪、白术、茯苓、山药,以平正取效,尽量避免使用辛燥伤肺之品。

9.5　蛋白尿

【医案】

患者,张某,男,49岁。

病史:头昏且胀,腰膝酸软,夜寐欠安,口干喜饮,咽干咳嗽,神疲乏力,脉细弦,舌质红,苔薄白。

诊断:微量蛋白尿。

病机:肝肾亏虚。

治法:滋补肝肾,佐润肺止咳。

方药：

枸杞子250g　　生地黄200g　　山茱萸150g　　山药200g

茯苓200g　　　六月雪150g　　积雪草150g　　黄芪200g

石斛200g　　　制首乌200g　　天、麦冬^各200g　　桔梗120g

南沙参200g　　北沙参200g　　百部200g　　　百合200g

紫菀150g　　　款冬花120g　　天麻200g　　　石决明200g

天花粉200g　　桑椹200g　　　莲子肉250g　　灵芝孢子粉20g

辅料：

阿胶250g　　黄酒500ml　　炒芝麻250g　　龟甲胶200g

鳖甲200g　　炒核桃250g　　冰糖250g

收膏，早晚饭前各服一勺，温开水冲服。若遇感冒、发热、腹泻等急症，则停服。

按语：患者年近半百，肝肾亏虚，故见头昏且胀，腰膝酸软，夜寐欠安，口干喜饮，神疲乏力诸症。故予六味地黄汤加减，以滋补肾阴；患者咽干咳嗽，予天冬、麦冬、桔梗、南北沙参、百部、百合、紫菀、款冬花养阴润肺止咳，佐以天麻、钩藤平肝潜阳，六月雪、积雪草清热利湿、降蛋白尿。标本兼顾，以获良效。

9.6　肾结石

【医案一】

患者，黄某，女，41岁。

病史：夜寐欠安，易醒，记忆力减退，腰酸膝软，纳谷尚馨，无明显头晕，脉细，舌质偏红，苔薄白。

诊断：前列腺增生、肾结石。

病机：脾肾两虚。

治法：益气健脾滋肾。

方药：

太子参 200g　　黄芪 200g　　　生地黄 200g　　熟地黄 200g

山茱萸 150g　　枸杞子 200g　　莲子肉 250g　　锁阳 200g

肉苁蓉 200g　　炒酸枣仁 120g　柏子仁 150g　　制首乌 250g

泽泻 200g　　　芡实 200g　　　金樱子 150g　　牡丹皮 90g

巴戟肉 200g　　淮小麦 200g　　合欢皮 120g　　石斛 200g

桑椹 200g　　　决明子 200g　　远志 90g

辅料：

阿胶 250g　　　炒芝麻 250g　　龟甲胶 200g　　冰糖 250g

黄酒 500ml　　 炒核桃 250g　　鹿角胶 200g

收膏，早晚饭前各服一勺，温开水冲服。若遇感冒、发热、腹泻等急症，则停服。

【医案二】

患者，倪某，男，59岁。

病史：腰酸见痛，头昏眩晕，耳鸣目糊，四肢筋脉拘急，口干喜饮，脉细弦，舌红，中裂，苔薄。

诊断：肾结石、腰椎病。

病机：肝肾阴虚。

治法：补肾滋肝益气。

方药：

生晒参 90g　　黄芪 250g　　　生地黄 200g　　枸杞子 250g

山茱萸 120g　　玉竹 200g　　　制首乌 200g　　桑椹 200g

杜仲 200g　　　桑寄生 200g　　淮牛膝 200g　　山药 250g

石斛 200g　　　磁石 250g　　　肉苁蓉 250g　　天冬 200g

麦冬 200g　　　白菊花 90g　　　莲子肉 250g　　巴戟肉 200g

石菖蒲 150g　　大枣 60g　　　　砂仁 60g

辅料:

阿胶250g　炒芝麻250g　龟甲胶200g　冰糖250g

黄酒500ml　炒核桃250g　鹿角胶200g　西洋参60g

收膏,早晚饭前各服一勺,温开水冲服。若遇感冒、发热、腹泻等急症,则停服。

【医案三】

患者,卢某,男,31岁。

病史:腰酸神疲乏力,口干喜饮,夜寐尚安,纳便无殊,脉细弱,舌质红,苔薄白。

诊断:肾结石。

病机:肝肾亏虚。

治法:补益肝肾,佐利水通淋。

方药:

生地黄250g　熟地黄250g　枸杞子250g　山茱萸120g

山药250g　茯苓250g　当归200g　石苇200g

金钱草200g　海金沙120g　车前草120g　瞿麦150g

萹蓄120g　丹参200g　石斛200g　天冬200g

麦冬200g　杜仲200g　桑寄生200g　黄芪200g

肉苁蓉200g　巴戟肉200g　砂仁60g　莲子肉250g

辅料:

阿胶250g　炒芝麻250g　龟甲胶200g　冰糖250g

黄酒500ml　炒核桃250g　鹿角胶200g

收膏,早晚饭前各服一勺,温开水冲服。若遇感冒、发热、腹泻等急症,则停服。

按语:肾结石属中医"砂淋""石淋""血淋"范畴。传统中医理论认为,石淋多由于嗜食肥甘厚味之品,或嗜酒太过,酿成湿热,湿热蕴积,水液受其煎熬,日积月累,尿中杂质聚为沙石而成。祝师认为肾结石病位主要在肾,病机以肾虚为根本,加之膀胱湿热、气化失司。久病湿热困阻脾胃,日久必损伤肾阴,伴有或气虚,或阳虚的表现。故该病的膏方治疗以益肾为主,方用六味地黄汤加减化裁,结合益气健脾、清利湿热、利尿通淋等法,在临床取得较满意的效果。

9.7　暑　温

【医案】

患者,沈某,女,29岁。

病史:夏季乏力,手心发热,月经正常,夜寐尚安,纳便正常,脉细,舌质偏红,苔薄白。

诊断:暑温。

病机:气阴两虚。

治法:益气养阴。

方药:

太子参200g	炙黄芪200g	枸杞子250g	天冬200g
麦冬200g	地骨皮150g	白薇150g	鳖甲200g
青蒿150g	知母90g	山药250g	茯苓250g
炒续断200g	炒狗脊200g	桑椹200g	石斛150g
淮小麦200g	生晒参60g	炒白术150g	当归150g
白芍200g	绿梅花60g		

辅料:

阿胶250g	炒芝麻250g	冰糖250g	黄酒500ml
炒核桃250g	龟甲胶200g		

收膏,早晚饭前各服一勺,温开水冲服。若遇感冒、发热、腹泻等急症,则停服。

按语： 夏季的主气即为"暑"，致病时间有明确的季节性，暑邪具有火热之性，《素问·五运行大论》[1]曰"其在天为热，在地为火……其性为暑"。患者夏季伤暑，暑为火热阳邪，具有炎热特性。火热之邪致病，可致机体阳热亢盛，热邪具发散特点，腠理开张，津液外泄，大汗出，阴液耗伤，所谓"阳盛则阴病"。同时热邪消灼津液，津液暗耗，气随津液脱失而耗伤，又可出现气虚症状。故祝师认为，暑为火邪之最，易耗气伤阴。是以患者手心发热，舌质偏红，苔薄白，脉细，皆为气阴两虚之象。患者夏季发病，冬令膏方治之，乃开"夏病冬治"[2]之先河。故以太子参、炙黄芪、枸杞子、天冬、麦冬、生晒参等益气养阴。患者病久，从夏至冬，暑热之邪已然深入，时值冬令，需透邪外出，故予青蒿鳖甲汤化裁以养阴清热透邪。"血为气之母"，故佐以当归、白芍补血，血盛则气旺。再佐以川断、狗脊以温补肾阳，茯苓、山药、炒白术、绿梅花顾护脾胃。治疗得法，方收全功。

参考文献

[1] 钱超尘.黄帝内经:素问.北京:人民卫生出版社,1998.

[2] 余国俊.冬病夏治 夏病冬治.中国社区医师,2003,19(24):36-37.

（周 凡 陈启兰）

图书在版编目（CIP）数据

祝光礼膏方诊治心血管病及杂病辑要 / 陈启兰主编. —
杭州：浙江大学出版社，2021.12
ISBN 978-7-308-19827-1

Ⅰ. ①祝… Ⅱ. ①陈… Ⅲ. ①膏剂-方书-中国②心脏血
管疾病-中医临床-经验-中国-现代 Ⅳ. ①R289.6②R259.4

中国版本图书馆CIP数据核字（2019）第284849号

祝光礼膏方诊治心血管病及杂病辑要

主　编　陈启兰

副主编　周　凡　徐国胜　魏丽萍　刘智勇　郑文龙

责任编辑　冯其华（zupfqh@zju.edu.cn）
责任校对　季　峥
封面设计　周　灵
出版发行　浙江大学出版社
　　　　　　（杭州市天目山路148号　邮政编码310007）
　　　　　　（网址：http://www.zjupress.com）
排　　版　杭州兴邦电子印务有限公司
印　　刷　浙江省邮电印刷股份有限公司
开　　本　710mm×1000mm　1/16
印　　张　13.25
彩　　插　6
字　　数　200千
版 印 次　2021年12月第1版　2021年12月第1次印刷
书　　号　ISBN 978-7-308-19827-1
定　　价　58.00元